SANJEEV DHANDA

FRACTURAS DA TÍBIA DISTAL

SANJEEV DHANDA

FRACTURAS DA TÍBIA DISTAL

Abordagens de tratamento e sua comparação.

ScienciaScripts

Imprint

Any brand names and product names mentioned in this book are subject to trademark, brand or patent protection and are trademarks or registered trademarks of their respective holders. The use of brand names, product names, common names, trade names, product descriptions etc. even without a particular marking in this work is in no way to be construed to mean that such names may be regarded as unrestricted in respect of trademark and brand protection legislation and could thus be used by anyone.

Cover image: www.ingimage.com

This book is a translation from the original published under ISBN 978-620-7-46014-4.

Publisher:
Sciencia Scripts
is a trademark of
Dodo Books Indian Ocean Ltd. and OmniScriptum S.R.L publishing group

120 High Road, East Finchley, London, N2 9ED, United Kingdom
Str. Armeneasca 28/1, office 1, Chisinau MD-2012, Republic of Moldova, Europe
Printed at: see last page
ISBN: 978-620-7-65648-6

Copyright © SANJEEV DHANDA
Copyright © 2024 Dodo Books Indian Ocean Ltd. and OmniScriptum S.R.L publishing group

Agradecimentos

Reconheço humildemente a orientação e o apoio que generosamente recebi e exprimo a minha enorme gratidão ao meu estimado professor e guia, o respeitado Dr. Manuj Wadhwa (Presidente e Diretor Executivo), pela sua valiosa orientação, inspiração e constante encorajamento ao longo do meu estudo.

Estou-lhe grato pelas suas sugestões autênticas, pelo seu zelo incessante e pelas suas críticas construtivas, que deram a este estudo um carácter de vanguarda. .

Gostaria de agradecer o apoio e o encorajamento de todos os técnicos de OT do Elite Insititute of Orthopaedics and Joint Replacement, cuja ajuda foi inestimável.

Esta obra é fruto do amor infinito, do apoio sem fim e do encorajamento constante dos meus pais e dos meus familiares.

Por último, mas não menos importante, agradeço ao "Todo-Poderoso" por me ter abençoado com esta oportunidade.

Dr. SANJEEV DHANDA;

MBBS, MS Ortho,

Especialista em Traumatologia e Reconstrução Complexa,

Elite Institute of Orthopaedics and Joint Replacement (Instituto Elite de Ortopedia e Substituição de Articulações), Ivy Hospital, Mohali.

ÍNDICE

INTRODUÇÃO 3

FINALIDADES E OBJECTIVOS 5

REVISÃO DA LITERATURA 6

MATERIAL E MÉTODOS 25

OBSERVAÇÕES E RESULTADOS 41

DISCUSSÃO 57

RESUMO 69

CONCLUSÕES 71

EXEMPLOS CLÍNICOS 72

BIBLIOGRAFIA 80

INTRODUÇÃO

No mundo moderno, com o aumento da velocidade e do número de veículos em movimento rápido, verifica-se um grande aumento do número e da gravidade das fracturas. As fracturas podem estar associadas a lesões sistémicas múltiplas e a politraumatismos.

A tíbia é um dos ossos longos do corpo mais frequentemente fracturados. As fracturas da tíbia distal localizam-se principalmente num quadrado, com base na largura da tíbia distal[2]. Com base na localização da fratura no osso, as fracturas da tíbia distal têm a segunda maior incidência de fracturas da tíbia, a seguir à fratura do terço médio da tíbia[3]. As fracturas da metáfise distal da tíbia ocorrem tipicamente como resultado de forças axiais e rotacionais na extremidade inferior. O objetivo do tratamento de uma fratura é produzir uma construção estável que permita a mobilização precoce e a sustentação de peso, mas com o mínimo de complicações...

Embora tenham sido desenvolvidos diferentes métodos de tratamento para as fracturas da tíbia distal, não existe atualmente consenso quanto ao modo ideal de tratamento. As fracturas da tíbia distal podem ser tratadas de forma conservadora com redução fechada e moldagem ou intervenção operatória, como a redução fechada e a colocação de pregos intramedulares ou a redução aberta e a fixação interna com placas ou redução fechada e colocação percutânea ou fixadores externos[4]. Cada uma destas técnicas tem os seus próprios méritos e deméritos.

As fracturas metafisárias da tíbia distal podem ser tratadas com redução aberta e fixação com placa. Esta abordagem exige frequentemente uma extensa dissecção e desvitalização dos tecidos moles, criando um ambiente menos favorável à consolidação da fratura e mais propenso a infecções e à rigidez pós-operatória do tornozelo[9,10,11]. Em consequência, outros métodos, como a cavilha intramedular e a placa percutânea, tornaram-se o tratamento padrão para as fracturas da tíbia distal.

A fixação de fracturas com hastes intramedulares foi desenvolvida num esforço para limitar estas potenciais complicações operatórias. A utilização de pregos intramedulares evita a necessidade de uma dissecção cirúrgica extensa, poupa o fornecimento de sangue extra-ósseo e permite que o dispositivo funcione de forma a partilhar a carga[1,12]. No entanto, a gestão intramedular das fracturas metafisárias da tíbia distal é acompanhada pelas suas próprias complicações, incluindo o desalinhamento, a falha do hardware e o risco de propagação da fratura para a articulação do tornozelo[12,16,35] .

As placas bloqueadas estão indicadas para o tratamento de fracturas em osso osteoporótico e em padrões de fratura peri-articulares, o que as torna uma opção de tratamento viável para as fracturas metafisárias da tíbia distal[14] .

Devido à ausência de critérios definidos na literatura para o tratamento cirúrgico das fracturas da tíbia distal, este estudo foi realizado com o objetivo de comparar os resultados do tratamento com a técnica de fixação intramedular e com a técnica da placa de bloqueio.

OBJECTIVOS E METAS

Este estudo foi realizado para comparar os resultados das fracturas da tíbia distal tratadas com hastes intramedulares bloqueadas e placa de bloqueio em termos de -

- Taxa de união
- Tempo de união radiológica
- Duração da cirurgia
- Resultados funcionais, por exemplo, amplitude de movimento na articulação do tornozelo, etc.
- Complicações como infecções, atraso/não união, irritação do implante.

REVISÃO DA LITERATURA

ANATOMIA RELEVANTE

Um conhecimento profundo da anatomia topográfica e cirúrgica da perna é essencial para o planeamento das abordagens cirúrgicas à extremidade. A parte inferior da perna, do joelho ao tornozelo, participa na estrutura e na função destas importantes articulações. Serve de suporte de peso para o corpo e é também um canal para o fornecimento neurovascular do pé, bem como a localização das suas importantes unidades mio-tendinosas extrínsecas.

A tíbia, com os seus tecidos moles circundantes assimétricos, determina a forma da parte inferior da perna. A tíbia tem uma secção transversal externa aproximadamente triangular, com um vértice dirigido anteriormente. A superfície anteromedial da tíbia e a crista anterior são facilmente palpadas a partir da área da tuberosidade da tíbia e distalmente até à sua terminação no maléolo medial. A fíbula é palpada na porção proximal da cabeça da fíbula e depois é coberta pelos músculos peroneais até ao terço distal, onde a fíbula pode ser palpada até à sua terminação no maléolo lateral.

A maior parte da tíbia é diafisária. As suas extremidades distal e proximal alargadas são compostas por osso esponjoso, cuja densidade varia consoante a localização e a idade do indivíduo. A crista diafisária é marcada por uma crista tibial anterior muito densa que se estende proximalmente desde a tuberosidade da tíbia até um pouco acima do tornozelo. O canal medular da tíbia tem uma secção transversal mais triangular do que circular.

A superfície subcutânea ântero-medial da tíbia não tem ligações musculares ou ligamentares, desde os tendões do músculo anserino e o ligamento colateral tibial do joelho até ao ligamento deltoide do tornozelo. A sua superfície anterolateral forma a parede medial do compartimento muscular anterior da perna, com o tibial anterior e, mais distalmente, o feixe neurovascular e o músculo extensor do hálux adjacentes.

A superfície posterior da tíbia, enterrada sob os compartimentos musculares superficiais e profundos, tem ligações na direção proximal a distal para os músculos semimembranoso, poplíteo, sóleo, tibial posterior e flexor longo dos dedos. Os vasos tibiais posteriores, o nervo tibial e o músculo flexor longo do hálux aproximam-se distalmente, contornando o maléolo medial por trás do tibial posterior e do flexor longo dos dedos.

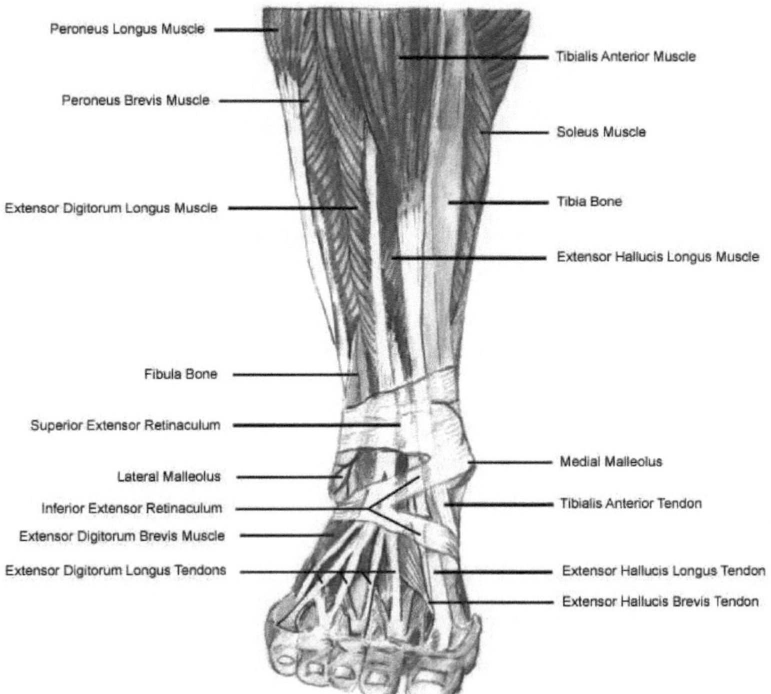

Peroneus Longus Muscle
Peroneus Brevis Muscle
Extensor Digitorum Longus Muscle
Fibula Bone
Superior Extensor Retinaculum
Lateral Malleolus
Inferior Extensor Retinaculum
Extensor Digitorum Brevis Muscle
Extensor Digitorum Longus Tendons
Tibialis Anterior Muscle
Soleus Muscle
Tibia Bone
Extensor Hallucis Longus Muscle
Medial Malleolus
Tibialis Anterior Tendon
Extensor Hallucis Longus Tendon
Extensor Hallucis Brevis Tendon

Frente da perna e do pé

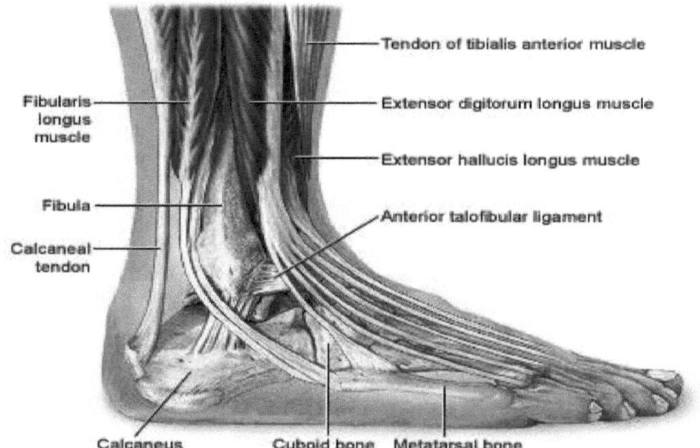

Aspeto lateral do tornozelo e do pé

Anatomia compartimental da perna:

A fáscia profunda da perna cobre-o circunferencialmente e está aderente à tíbia ao longo da sua superfície anteromedial, bem como proximal e distalmente. O cilindro assim formado é subdividido em quatro compartimentos longitudinais bem definidos por septos que se fixam ao longo da fíbula. Um septo anterolateral divide o compartimento anterior do lateral. Um septo posterolateral situa-se entre os compartimentos lateral e posterior superficial.

O compartimento anterior:

Contém -

1. Tibial anterior
2. Extensor longo dos dedos
3. Artéria e veias tibiais anteriores
4. Nervo peroneal profundo
5. Extensor longo do hálux
6. Peroneus tertius

O compartimento lateral:

O conteúdo do compartimento lateral é -

1. Peroneu longo

2. Peroneus brevis

3. Nervo peroneal superficial

O compartimento posterior superficial:

Contém -

1. Gastrocnémio

2. Sóleo

3. Plantaris

4. Nervo sural

5. Veias safenas curtas e longas

O compartimento posterior profundo:

Os conteúdos são -

1. Tibial posterior

2. Flexor longo do hálux

3. Artéria e veia tibiais posteriores

4. Nervo tibial

5. Flexor longo dos dedos

6. Artéria peroneal

Fornecimento de sangue:

1. <u>Fornecimento</u> arterial-

O fornecimento de sangue à diáfise da tíbia provém da artéria nutritiva e dos vasos periosteais. A artéria nutritiva da tíbia surge da artéria tibial posterior. A artéria nutritiva entra no córtex póstero-lateral do osso na origem do músculo sóleo na porção proximal do terço médio do osso. A artéria pode percorrer uma distância de 5,5 cm antes de entrar no seu canal nutritivo oblíquo. A artéria nutritiva divide-se em três ramos ascendentes e apenas um ramo descendente principal, que dá origem a ramos mais pequenos para a superfície endosteal.

O periósteo tem um abundante suprimento sanguíneo da artéria tibial anterior à medida que desce pela membrana interóssea. Apenas o quarto a terço periférico do córtex diafisário é suprido por vasos periosteais anastomosados. Os vasos sanguíneos periosteais são especialmente importantes nas fracturas do terço distal da tíbia.

Após uma fratura, o fornecimento de sangue à tíbia muda drasticamente. Os vasos sanguíneos periféricos são recrutados para assumir grande parte do fornecimento arterial do córtex e revascularizar as áreas necróticas, bem como fornecer alimento ao calo periférico metabolicamente ativo. Este processo requer tecidos circundantes saudáveis e é mais eficaz em áreas com músculos estreitamente aplicados à tíbia. Superfícies como o terço distal da perna, que estão cobertas apenas por periósteo, tecido subcutâneo e pele, são menos capazes de beneficiar deste fornecimento temporário de sangue extra-ósseo.

Mecanismo de lesão

As fracturas da tíbia distal resultam normalmente de traumatismos e os mecanismos de lesão podem ser agrupados em traumatismos de alta ou baixa velocidade.

As lesões de alta energia são normalmente causadas por acidentes de viação, quedas de altura, lesões desportivas, golpes ou agressões directas e ferimentos por arma de fogo.

A maior incidência é observada em acidentes com veículos motorizados que afectam normalmente os ciclistas, os peões e os ocupantes de automóveis.

As lesões de menor energia são geralmente causadas por lesões por torção e por quedas que podem ser simples queda, queda em escada ou em declive.

A direção precisa da força e a posição do pé quando esta é aplicada conduzem a uma grande variação nos padrões de fratura.

Para uma fratura da tíbia, deve ser aplicada uma quantidade significativa de energia num de três modos

a) As lesões por tensão são mais comuns em traumatismos de baixa energia, em que o pé fica fixo e o corpo roda em torno desse ponto fixo.

b) As forças de flexão de três ou quatro pontos produzem fracturas transversais oblíquas curtas. À medida que os pontos de flexão se afastam e que a quantidade de energia aplicada aumenta, a cominuição aumenta.

c) Violência direta ou traumatismo de alta energia em resultado de acidentes de viação e outros acidentes rodoviários. As lesões por esmagamento podem ser observadas em acidentes de viação e industriais, em que é aplicada uma elevada concentração de energia numa pequena área, o que resulta em danos acrescidos nos ossos e nos tecidos moles.

O tipo de fratura do perónio associado ao da tíbia indica o grau de trauma dos tecidos moles envolvido. A cominuição grave da fíbula com diástase tíbio-fibular indica uma fratura instável com desvascularização relativa dos fragmentos da fratura e as consequentes taxas elevadas de fratura tardia, não unida ou malunida.

Classificação das fracturas da tíbia distal

Para minimizar as complicações e otimizar os resultados, o cirurgião deve adequar com precisão as técnicas de tratamento aos tipos de fratura e aos padrões de lesão dos tecidos moles. Para o efeito, a lesão deve ser classificada de alguma forma. O grupo em que é classificada deve fornecer um guia para o risco de complicações durante o tratamento, de modo a que possam ser escolhidas estratégias de gestão que minimizem a sua ocorrência e optimizem os resultados. Os cirurgiões experientes chegam a estas decisões utilizando uma variedade de dados para obter uma ideia sobre a **"personalidade"** da fratura.

Ellis (1958) classificou as fracturas da tíbia de acordo com o modo de trauma em directas e indirectas.

Micheal Alms (1962) classificou as fracturas da tíbia de acordo com o tipo e o local. De acordo com o tipo de fracturas: 1)Transversal 2)Transversal oblíqua 3)Espiral 4)Cominutiva. Além disso, dividiu as fracturas da tíbia em três partes iguais: 1)Terço superior 2)Terço médio 3)Terço inferior.

Robinson etal (1995)[16] encontraram dois mecanismos distintos de lesão nas fracturas da tíbia distal, flexão e torção. Na diáfise, as fracturas por torção são geralmente referidas como menos comuns do que as fracturas transversais, mas esta situação inverte-se nas fracturas metafisárias distais. Há também uma incidência muito menor de fragmentos em cunha e de cominuição na metáfise distal.

Muller (1990)[2] citou "Uma classificação só é útil se considerar a gravidade da lesão óssea e servir de base para o tratamento e para a avaliação dos resultados". Definiu a metáfise distal da tíbia como a área incluída num quadrado, cujos lados têm o mesmo comprimento que a parte mais larga da superfície articular distal.

O comité de codificação e classificação **da Orthopaedic Trauma Association** elaborou **(1996)** um sistema de classificação para fracturas da tíbia distal que é idêntico ao da classificação de Muller / AO.

Classificação OTA das fracturas da tíbia distal

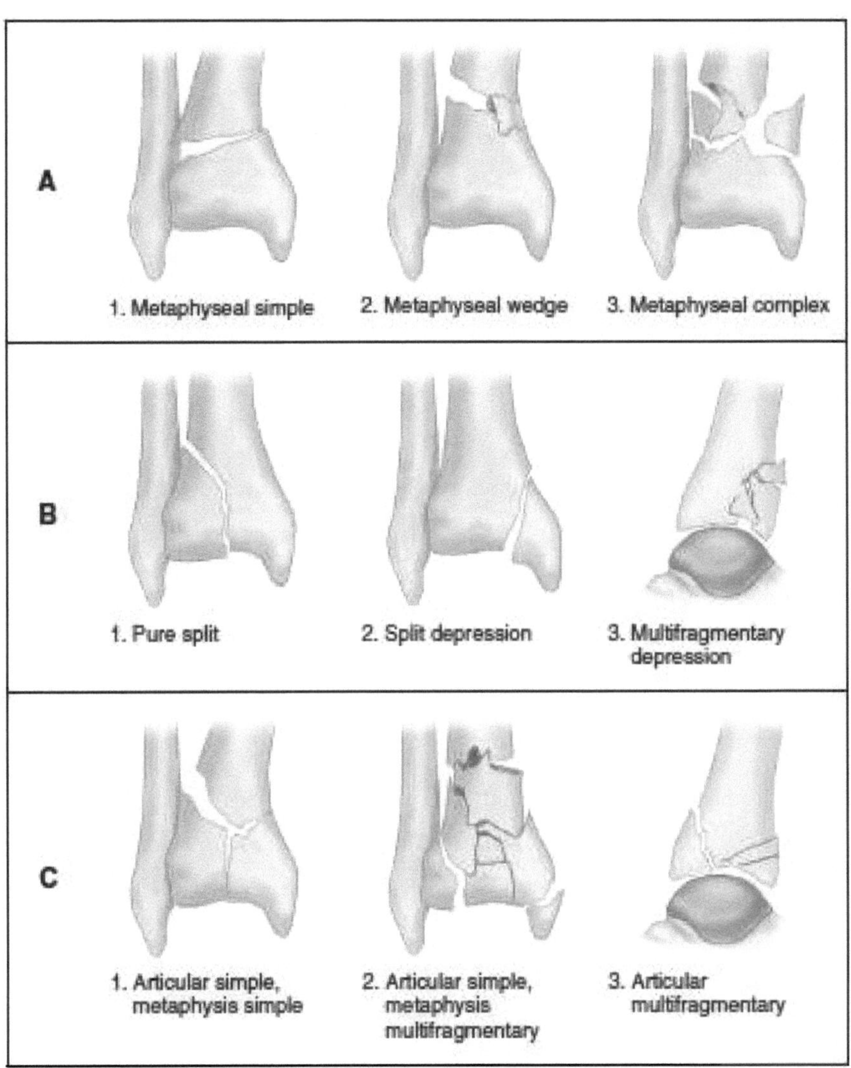

A = Fratura extra-articular

A1 - Metafisária simples

A2 - Cunha metafisária

A3 - Metafisária cominutiva

B = Articular parcial

B1 - Separação pura

B2 - Depressão dividida

B3 - Depressão multifragmentária

C = Articular completo

C1 - Articular e metafisário simples

C2 - Articular simples, metafisário multifragmentário

C3 - Articular multifragmentário

Biologia da consolidação de fracturas com pregos intramedulares

A fixação intramedular oferece muitas vantagens na consolidação de fracturas quando comparada com outros métodos. A consolidação é geralmente rápida porque, ao contrário da fixação com placa rígida, o calo externo raramente é completamente suprimido. Isto deve-se ao facto de uma haste nunca poder ser completamente rígida. O movimento no local da fratura, juntamente com o micro movimento axial em pregos bloqueados dinamicamente, promove a formação de calo externo. Isto também pode dever-se ao facto de que, à medida que se perde o fornecimento de sangue medular, aumenta o fornecimento de sangue periosteal.

A cravação intramedular evita **a "osteopenia de proteção contra o stress"**, pelo que o risco de re-fratura tardia após a remoção da cavilha é pouco frequente. Existe controvérsia relativamente aos danos no fornecimento vascular após a colocação de pregos intramedulares com e sem broca. A cavilha intramedular, em qualquer das suas formas, danifica o fornecimento de sangue. O fornecimento de sangue é rapidamente restabelecido quando é utilizada uma haste solta. Mas quando se utiliza uma haste fresada e bem ajustada, a viabilidade do osso depende de fornecimento alternativo de sangue periosteal. Se o fornecimento de sangue for deficiente na sequência de uma lesão dos tecidos moles, toda a diáfise pode ficar desvascularizada, especialmente na tíbia. Isto conduz a dois problemas. Em primeiro lugar, pode haver um atraso na consolidação, uma vez que a revascularização só pode ocorrer lentamente e, em segundo lugar, o osso morto é propenso a infecções. É necessário um discernimento cirúrgico considerável na escolha do tipo de pregagem intramedular.

Biomecânica das Unhas Intramedulares Interbloqueadas

Todas as hastes intramedulares, independentemente do seu tipo, actuam como talas internas flexíveis, proporcionando estabilidade aos fragmentos da fratura a partir do seu interior. Trata-se de um dispositivo de partilha de carga em que a proteção contra o stress é mínima, devido ao facto de estar situado perto do eixo neutro do osso, onde a tensão é mínima. A tensão induzida é considerada o fator mais importante na fase posterior da remodelação do calo da fratura.

As hastes intramedulares bloqueadas, para além da fixação em 3 pontos e do impacto elástico, proporcionam principalmente estabilidade através da ancoragem do osso, tanto proximal como distal ao local da fratura, por meio de parafusos interligados. O comportamento mecânico das hastes intramedulares depende do material e da geometria do projeto

REVISÃO DA LITERATURA

Fan CY etal (2005)[45] avaliou a praticabilidade da utilização de pregos interligados para tratar fracturas metafisárias deslocadas da tíbia distal. O resultado foi satisfatório e todas as fracturas uniram-se com um tempo médio de união de 17,2 semanas. Não se registou qualquer complicação grave. De acordo com os autores, os pregos de bloqueio da tíbia são um método fiável e seguro para o tratamento de fracturas metafisárias da tíbia distal perto da articulação do tornozelo.

Krackhardt T et al (2005)[46] , no seu estudo sobre fracturas da tíbia distal tratadas com redução fechada e placa minimamente invasiva, mostraram que em 68 doentes a consolidação da fratura foi alcançada em 2 anos. Em 80% dos casos, a radiografia final de seguimento não mostrou desvios do eixo ou mostrou desvios toleráveis (<5 graus) no plano varo/valgo ou no plano de recuo/provocação. Um desvio >10 graus que exigiu uma osteotomia de correção foi encontrado em apenas 1 doente. As complicações pós-operatórias foram raras. Cinco doentes necessitaram de um enxerto de osso esponjoso adicional para fazer face a uma cicatrização óssea inadequada. Complicações relacionadas com o sistema (instabilidade, desalinhamento) e revisão em 2 doentes. Concluíram que a redução fechada e o plaqueamento minimamente invasivo oferecem as vantagens combinadas de um dano mínimo dos tecidos moles com uma fixação estável da fratura.

Shan-Wei Yang et al(2006)[47] Tratamento das fracturas metafisárias da tíbia distal: Plating versus shortened intramedullary nailing, mostraram que os resultados funcionais e os sintomas pós-operatórios eram semelhantes e concluíram que tanto a fixação com placa como a fixação com pregos IM encurtados eram eficazes no tratamento das fracturas metafisárias da tíbia distal.

Bedi A, et al (2006)[49] referiu que, devido à proximidade da fratura ao plafond, à cominuição e aos danos nos tecidos moles, as fracturas metafisárias distais são difíceis de gerir. A haste intramedular bloqueada permite a estabilização atraumática, mas existem preocupações relativamente à não união e à migração da haste para a articulação. O revestimento convencional foi associado ao risco de complicações dos tecidos moles. A colocação de placas percutâneas permitiu a estabilidade e a preservação da vascularização dos fragmentos. Concluíram que um planeamento pré-operatório cuidadoso, tendo em consideração o padrão da fratura e a condição dos tecidos moles, ajuda a orientar os implantes e minimiza as complicações pós-operatórias.

Kasper W. Janssen et al 2006[10] estudaram o tratamento de fracturas da tíbia distal: placa versus prego, uma análise retrospetiva de resultados de pares emparelhados. Os seus resultados sugerem que, especialmente no terço distal da tíbia, o controlo do alinhamento em todas as direcções é difícil apenas com um prego. O desalinhamento da tíbia pode causar alterações degenerativas na articulação do joelho e do tornozelo. Verificaram que a dor anterior do joelho continua a ser uma complicação importante da colocação de pregos IM. Não encontraram diferença no tempo de consolidação, não consolidação, falha de hardware ou infecções profundas entre ORIF e IM.

Bahari S et al (2007)[50] , no seu estudo sobre a fixação percutânea minimamente invasiva de placas em fracturas da tíbia distal, concluíram que foram obtidos resultados satisfatórios com a utilização da placa de bloqueio da tíbia distal AO no tratamento de fracturas instáveis da tíbia distal. 89% dos pacientes sentiram que voltaram ao seu estado anterior à lesão e 95% voltaram ao seu emprego anterior.

E. Hasenboehler et al (2007)[7] afirmaram que a técnica MIPO utilizando placas LCP era uma abordagem fiável para fracturas diafisárias e da diáfise da tíbia distal que não eram adequadas para a colocação de pregos intramedulares. As complicações dos tecidos moles, o desalinhamento e os problemas de irritação do joelho foram evitados. Com base na definição clínica e radiológica da consolidação da fratura, de um total de 32 doentes, 24 foram classificados como curados aos 6 meses, 27 aos 9 meses e 29 aos 15 meses de pós-operatório.

Vassilios S, etal em 2008[14] referiu que o advento da osteossíntese minimamente invasiva com placas de bloqueio tinha múltiplas vantagens. Como a rutura do hematoma da fratura foi mínima, a técnica promoveu a união da fratura. No entanto, os autores alertaram para o facto de que a definição de indicações correctas era de extrema importância para evitar complicações.

Vallier et al (2008)[11] no seu estudo sobre os resultados radiográficos e clínicos das fracturas da tíbia distal (4 a 11 cm proximais ao plafond): placas versus NMI, concluíram que as fracturas da tíbia distal podem ser tratadas com sucesso com placas ou pregos. A união tardia, a má união e os procedimentos secundários foram mais frequentes após a colocação de pregos.

Liu C. Z et al (2008)[51] no seu estudo sobre a tecnologia da osteossíntese percutânea minimamente invasiva com placa para o tratamento de fracturas da tíbia distal demonstrou que a consolidação ocorreu em 100% dos doentes, o tempo médio de consolidação foi de 4,5 meses, a recuperação funcional segundo a classificação de Mazur foi excelente ou boa em 59 doentes e concluiu que a MIPPO era um procedimento seguro e eficaz para as fracturas da tíbia distal, com os benefícios de uma exposição limitada, menos complicações e uma elevada taxa de consolidação óssea.

T. W. Lau et al (2008)[52] estudaram as complicações da ferida da osteossíntese com placa minimamente invasiva em fracturas da tíbia distal e concluíram que a utilização de uma placa de bloqueio metafisário por osteossíntese percutânea minimamente invasiva é uma técnica segura e eficaz para fracturas da tíbia distal. A incidência observada de impacto do implante e de pequenos problemas com a ferida foi bastante comum, mas estes poderiam ser resolvidos simplesmente com a remoção do implante com antibióticos. No entanto, esta técnica revolucionou o tratamento das fracturas da tíbia distal, mesmo em osso osteoporótico difícil.

Hong Gao, et al (2009)[53] avaliaram o resultado funcional em adultos com fracturas muito curtas do fragmento metafisário da tíbia distal utilizando uma placa de bloqueio poliaxial. Segundo os autores, o tempo médio de consolidação foi de 14 semanas e todas as fracturas se consolidaram. Concluíram que o sistema de bloqueio poliaxial permite uma maior versatilidade na fixação da fratura, sendo uma opção razoável para este tipo de fracturas.

Ozkaya U et al (2009)[54] estudaram o tratamento minimamente invasivo de fracturas da tíbia distal com placas bloqueadas e não bloqueadas e concluíram que o revestimento medial minimamente invasivo com placas bloqueadas de titânio resultou numa cicatrização secundária prolongada, tanto nos padrões de fratura cominutiva como simples, em comparação com as placas convencionais de aço inoxidável não bloqueadas.

Krishan A et al (2009)[55] no seu estudo sobre a colocação de pregos intramedulares e osteossíntese de placas para fracturas da tíbia e do perónio metafisários distais concluíram que a colocação simultânea de pregos intramedulares e osteossíntese de placas para fracturas da tíbia e do perónio distais foi eficaz na prevenção do desalinhamento.

Ibrahimi et al (2009)[56] , após um estudo retrospetivo da utilização de pregos intramedulares no tratamento de fracturas da tíbia distal, referiram que a lesão dos tecidos moles e as características anatómicas locais específicas destas fracturas contribuíam para as elevadas taxas de complicações após intervenções cirúrgicas abertas. Utilizaram o método CRIF com uma haste de bloqueio da tíbia encurtada em 33 doentes com fracturas da tíbia distal. Todas as fracturas consolidaram com um tempo médio de consolidação de 17,5 semanas. Concluíram que a redução fechada e a fixação interna com uma haste encurtada da tíbia era uma opção alternativa segura para o tratamento das fracturas distais da tíbia.

Abid Mushtaq et al 2009[57] no seu estudo teve como objetivo ver os resultados da fixação de fracturas da tíbia distal com placa de compressão bloqueada (LCP) utilizando osteossíntese percutânea minimamente invasiva com placa (MIPO). O tempo médio de consolidação foi de 5,5 meses. Concluíram que a técnica de osteossíntese com placa minimamente invasiva para as fracturas da tíbia distal está associada a bons resultados. A mobilização precoce sem risco de deslocação secundária ajuda a prevenir a rigidez e a contratura.

Leung FK et al (2009)[58] demonstraram que a MIPO com LCP no tratamento de fracturas da tíbia distal foi satisfatória sem qualquer incidência de complicações graves. Entre 62 pacientes, foi conseguida uma redução quase anatómica em 56 fracturas e uma redução aceitável em 6 fracturas.

Zhang J. P et al (2009)[59] no seu estudo sobre a fixação menos invasiva para o tratamento de fracturas cominutivas da tíbia distal mostrou que a consolidação foi alcançada em todos os doentes. Os resultados segundo o padrão de Johner-Wruh foram excelentes ou bons em 46 doentes (96%) e concluíram que a fixação menos invasiva era um procedimento simples que resultava em menos lesões dos tecidos moles e numa consolidação fiável.

Seyed Abas Behgoo et al (2009)[61] estudaram a avaliação dos resultados do tratamento de fracturas extra-articulares fechadas da extremidade distal do joelho: Pregagem IM vs. plaqueamento. A maioria dos casos de fracturas da tíbia distal pode ser tratada com sucesso com a técnica de pregagem IM& abordagem de placa, mas a atenção aos detalhes é fundamental. A taxa de mal-união no grupo de revestimento foi menor do que no grupo de pregagem IM. Relativamente ao tempo de consolidação, à taxa de não união e de infeção em ambos os grupos de doentes, não se verificaram diferenças significativas.

Stamatios Paraschou, et al (2009)[62] estudaram a avaliação da colocação de pregos intramedulares bloqueados em fracturas da tíbia distal e não uniões. Concluíram que a cavilha intramedular bloqueada é um método de tratamento eficaz para fracturas e não uniões da tíbia distal, desde que não haja fratura e incongruência intra-articulares. A inserção fechada da haste, o uso de dois parafusos distais e a carga precoce são obrigatórios para obter uma restauração axial, um resultado funcional satisfatório, uma elevada taxa de consolidação e uma baixa incidência de complicações.

Guo J. J. et al (2010)[8] no seu estudo de um ensaio prospetivo e aleatório que comparou a cavilha intramedular fechada com a placa de compressão percutânea no tratamento de fracturas metafisárias distais da tíbia, concluíram que tanto a cavilha intramedular fechada como a placa de compressão percutânea bloqueada podem ser utilizadas com segurança no tratamento de fracturas metafisárias distais da tíbia do tipo 43A. A cavilha intramedular fechada tem a vantagem de ter tempos de cirurgia e de radiação mais curtos e de facilitar a remoção do implante.

Hoenig et al (2010)[63] estudaram fracturas extra-articulares da tíbia distal: Uma avaliação mecânica de 4 métodos de tratamento diferentes e concluíram que, em condições de carga axial com uma fíbula intacta, tanto o IMN como a LP proporcionam uma fixação estável. O IMN resultou na maior rigidez, carga até à falha e energia de falha para fracturas OTA tipo 43.A3 com apenas 3 cm de stock ósseo distal.

Collinge C, Protzman R (2010)[64] estudaram os resultados da osteossíntese com placa minimamente invasiva para fracturas metafisárias da tíbia distal e concluíram que o tempo médio de consolidação da fratura foi de 21 semanas. O alinhamento e o comprimento aceitáveis foram restaurados em todos os casos, exceto num. Ocorreu perda de fixação num caso e foram necessárias cirurgias secundárias em dois casos para conseguir a consolidação. As pontuações AOFAS e Olerud e Molander para o tornozelo foram excelentes ou boas em 30 pacientes com dois anos ou mais. Concluíram que a fixação medial minimamente invasiva utilizando uma técnica híbrida de placa bloqueada em fracturas metafisárias da tíbia distal restaurava previsivelmente o alinhamento do membro com uma taxa de reoperação de 5% e produzia maioritariamente pontuações excelentes ou boas no tornozelo.

[th]**Mario Ronga et al (2010)**[65] estudaram a eficácia das placas bloqueadas minimamente invasivas em 21 doentes durante um período mínimo de 2 anos. A união foi alcançada em todos os doentes, exceto num, até à 24ª semana pós-operatória. Quatro pacientes apresentaram deformidade angular inferior a 7°. Nenhum doente apresentava uma discrepância no comprimento da perna superior a 1,1 cm. Concluíram que a placa de bloqueio é um dispositivo razoável para o tratamento das fracturas da tíbia distal.

M. Ehlinger et al (2010)[66] estudaram a fixação de fracturas do quarto distal da perna: A opção do prego intramedular isolado. Registaram uma elevada taxa de consolidação óssea, um baixo número de complicações e resultados funcionais de boa qualidade. No entanto, os resultados radiológicos devem ser prudentes, dado o número de casos de má consolidação. De acordo com as suas estatísticas, recomendaram a fixação primária do terço distal do perónio, de modo a controlar o comprimento, a rotação e o eixo.

Vallier H. A et al (2011)[67] numa comparação prospetiva e aleatória da fixação com placa versus haste intramedular para fracturas da diáfise da tíbia distal, concluíram que foram registadas elevadas taxas de consolidação primária após o tratamento cirúrgico de fracturas da diáfise da tíbia distal com placas não bloqueadas e hastes intramedulares fresadas. As taxas de infeção, de não união e de procedimentos secundários foram semelhantes.

Tong D. K et al (2011)[68] estudaram o fixador interno bloqueado com placa osteossíntese minimamente invasiva para as fracturas da tíbia proximal e distal. O tempo médio de cicatrização foi de 8,4 meses, tendo sido observada uma união tardia em dois casos, aos dez meses. Não se desenvolveram infecções. Todos os doentes atingiram uma amplitude de movimentos completa aos 6-9 meses e recuperaram as funções normais das articulações do joelho e do tornozelo. A utilização de placas de bloqueio na técnica de Osteossíntese Minimamente Invasiva com Placa (MIPO) foi uma abordagem fiável para fracturas proximais e distais da tíbia que não são adequadas para a colocação de pregos intramedulares.

Horn C et al (2011)[69] estudaram a combinação de parafusos interfragmentários e placas de bloqueio em fracturas meta-diafisárias distais da tíbia: Um estudo piloto retrospetivo de um único centro. Concluíram que, embora os parafusos interfragmentários pareçam bloquear o movimento interfragmentário necessário, vemos a formação de calos como um sinal de consolidação secundária da fratura. A construção da osteossíntese com parafuso interfragmentário parece ser mais estável e menos flexível do que a placa de ponte única, levando a uma consolidação mais rápida da fratura.

Shreshta D et al (2011)[4] estudaram a MIPO comLCP para a fratura diafisária-metafisária distal da tíbia. Concluíram que o padrão da fratura, a extensão articular concomitante e a condição dos tecidos moles são factores importantes a considerar antes da seleção do método de fixação. A presente série de casos, embora em pequeno número, mostrou que a MIPO com

LCP é um método de tratamento eficaz em termos de tempo de consolidação e taxa de complicações, o que é comparável a outros estudos.

Ahmad M. A et al (2012)[71] estudaram placas de bloqueio percutâneas para fracturas da tíbia distal. No seu estudo, doze fracturas uniram-se em 24 semanas, com um tempo médio de união de 23,1 semanas. Três uniões tardias, duas às 28 semanas e uma às 56 semanas. Cinco dos 18 pacientes (27%) desenvolveram complicações.

Mustafa Seyhanet al (2012)[72] estudaram a IMN versus a placa bloqueada percutânea de fracturas extra-articulares distais da tíbia. A incidência de infecções profundas e superficiais, irritações locais do implante e procedimentos secundários no grupo da placa bloqueada percutânea foi maior do que no grupo da IMN. O tempo até à carga total foi mais curto no grupo IMN. Não houve diferença estatística significativa nas taxas de malunião e não união entre os dois grupos. A necessidade de procedimentos secundários foi mais frequente no grupo que recebeu o tratamento ccm placa bloqueada percutânea e o tempo até à carga total foi mais curto no grupo IMN.

Yang Li, et al (2012)[73] estudaram a comparação entre pregagens bloqueadas multidireccionais baixas e placas no tratamento de fracturas meta-diafisárias da tíbia distal. Afirmaram que a pregagem bloqueada baixa e multidirecional pode ser considerada uma melhor opção cirúrgica, uma vez que oferece vantagens em termos de tempo médio de operação, tempo de hospitalização, tempo de suporte de peso total e tempo de união.

U. Yavuz, S. Sokucu, B. Demir, T.Yildirim et al (2013)[74] num estudo comparativo entre pregagens e placas concluíram que ambos os métodos podem ser utilizados de forma satisfatória. Acrescentaram que a colocação de pregos é uma melhor opção no que diz respeito ao procedimento menos invasivo, à reabilitação precoce e ao facto de ser mais económica.

D. Stengel, A. Ekkernkamp, M. Wich (2013)[75] numa meta-análise dos resultados funcionais após prego versus placa para fracturas da tíbia distal, estudou 256 citações, incluindo ensaios clínicos aleatórios, não encontrou diferenças significativas no que diz respeito à recuperação funcional. Houve uma incidência ligeiramente maior de infeção com a placa.

Utkan, K.U. Ceritoglu, C.C. Kose, A. Ciliz, M.E. Uludag (2013)[76] no seu estudo sobre pregagem versus plaqueamento não encontraram diferenças significativas no tempo de união.

F. Bilgili, S. Sokucu, A. Kilic, A.S. Parmaksizoglu, Y.S. Kabukcuoglu, S.K. Cepni (2013)[77] no seu estudo de 46 pacientes, comparando placa de bloqueio versus haste de bloqueio para fratura distal da tíbia, obtiveram um tempo médio de consolidação de 16 semanas para a colocação de placas e de 19 semanas para a colocação de placas. Com 2 não uniões (7%) e 3 eventos de desalinhamento, recomendaram vivamente a colocação de pregos como a opção de tratamento mais correcta.

Xing-He Xue1, Shi-Gui Yan, Xun-Zi , Ming-Min Shi, Tiao Lin (2014)[78] uma meta-análise sugeriu que, se se obtiver um alinhamento satisfatório, a cavilha intramedular pode ser preferível à placa para a fixação de fracturas da tíbia distal, com melhor função e menor risco de infeção. No entanto, a haste intramedular apresentou uma taxa de malunião mais elevada na fixação de fracturas da tíbia distal.

Zhi Mao, Guoqi Wang, Lihai Zhang, Licheng Zhang, Shuo Chen, Hailong Du, Yanpeng Zhao e Peifu Tang et al (2015)[79] numa meta-análise sugeriram que a colocação de pregos IM e de placas são tratamentos adequados, sendo que a colocação de pregos IM apresenta uma taxa mais baixa de atraso na cicatrização da ferida e de infeção superficial e a colocação de placas pode evitar a malunião e a dor no joelho.

Atilla Polat, Ozkan Kose Email, Kerem Canbora Serhat Yanık Ferhat Guler (2015)[80] no seu estudo de 25 pacientes com pregagem intramedular (IMN) versus osteossíntese de placa minimamente invasiva (MIPO) para o tratamento de fracturas extra-articulares da tíbia distal, sugeriu que ambos os métodos de tratamento têm uma eficácia terapêutica semelhante em termos de resultados funcionais e podem ser utilizados com segurança para fracturas extra-articulares da tíbia distal, e nenhuma das técnicas tem uma grande vantagem sobre a outra

MATERIAL E MÉTODOS

O presente estudo "A comparative study of locking plate by MIPO versus closed interlocking intramedullary na fratura da tíbia distal extra-articular" foi realizado no departamento de ortopedia, VHPL, karnal; de agosto de 2021 a janeiro de 2022 após obtenção de autorização ética. Os doentes operados após agosto de 2021 foram estudados e seguidos prospectivamente. O estudo envolveu doentes do sexo masculino e feminino com fracturas da tíbia distal. Na presente série, foram tratados 30 doentes consecutivos com fracturas da tíbia distal que satisfaziam os seguintes critérios de inclusão, metade com pregagem intramedular fechada e metade com placa de bloqueio por MIPO. Todos os casos eram fracturas recentes e de natureza traumática. A maioria dos doentes foi trazida para a unidade de emergência. Os restantes doentes foram admitidos através do departamento de ambulatório.

Os doentes com fracturas extra-articulares da tíbia distal foram divididos em dois grupos, de acordo com dois modos diferentes de tratamento operatório: pregagens intramedulares fechadas ou placa de bloqueio por MIPO. A afetação de um determinado doente a um dos grupos foi aleatória. Quer fosse fixada com uma haste de bloqueio ou uma placa de bloqueio, a fratura foi sempre reduzida por meios fechados. A fratura do perónio associada foi fixada quando a fratura se encontrava a menos de 10 cm da ponta do maléolo lateral.

Grupo A - Tratada com uma haste intramedular fechada.

Grupo B - Tratada com placa de bloqueio

Critérios de inclusão:

1. Idade superior a 18 anos.
2. Fracturas extra-articulares fechadas da tíbia distal a menos de 5 cm da articulação do tornozelo.
3. Pacientes que deram o seu consentimento para participar no estudo e no procedimento.

Critérios de exclusão:

1. Idade inferior a 18 anos.
2. Pacientes que não deram consentimento para o estudo e o procedimento.
3. Fracturas expostas da tíbia distal.
4. Fracturas intra-articulares da tíbia distal.
5. Fratura patológica.
6. Lesões cutâneas locais pré-existentes

Durante a gestão, foi utilizado o seguinte protocolo:

1. Prestação de primeiros socorros aquando da receção do doente no serviço de urgência.

2. Avaliação cuidadosa do membro lesionado no que respeita ao lado afetado, à extensão da lesão dos tecidos moles, à deformidade e ao estado neurovascular.

3. Exame minucioso do doente para excluir lesões na cabeça/no peito/na coluna vertebral e no abdómen.

4. Exame músculo-esquelético para excluir outras fracturas associadas.

5. Estabilização do doente com fluidos i.v., oxigénio e transfusão de sangue sempre que necessário.

6. Imobilização primária do membro lesionado em placa de gesso acima do joelho e transporte do doente para o serviço de radiologia para a realização de radiografias.

7. O doente foi então admitido na respectiva enfermaria e avaliado em termos de tempo, modo de lesão, avaliação radiológica com radiografias antero-posterior e lateral do membro, incluindo as articulações proximais e distais.

8. Elevação das pernas, analgésicos e injeção de tétano 0,5 cc i.m. foram administrados conforme indicado.

Preparação pré-operatória dos pacientes:

- Os doentes foram mantidos em jejum durante 4 a 6 horas antes da cirurgia.

-Foi providenciada uma quantidade adequada de sangue compatível, se necessário.

-Foi efectuada a preparação de toda a extremidade/partes íntimas e costas.

-Foi obtido o consentimento informado por escrito.

-Antibióticos intravenosos administrados na indução.

-Transferência do doente 30 minutos antes da cirurgia para o bloco operatório.

Técnica cirúrgica:

Fixação do perónio: Nos casos em que a fíbula foi fixada para além da pregagem ou do plaqueamento da tíbia, foi utilizada uma placa tubular de um terço ou uma placa de reconstrução. Para a fíbulaplaca, foi feita uma incisão ao longo da margem posterior da fíbula ou mais distalmente na superfície subcutânea da fíbula, os tecidos moles foram dissecados e a redução dos fragmentos da fratura foi realizada após a limpeza do local da fratura. A fratura foi fixada de forma solta com uma placa de seis ou sete orifícios com parafusos. A passagem e a localização do prego foram verificadas com um intensificador de imagem. A fixação final da placa foi efectuada depois de a tíbia ter sido reduzida e fixada.

A) Pregadura intramedular:

1) Posicionamento do doente:

Os doentes foram operados sob anestesia raquidiana/geral, tendo sido colocados em posição supina sobre uma mesa de operações radiolúcida. O membro afetado foi cuidadosamente esfregado do meio da coxa até ao pé com esfoliante betadine e savlon. O membro foi pintado com solução de betadine desde o meio da coxa até ao pé. O resto do corpo e o outro membro foram devidamente cobertos com campos esterilizados.

2) Ponto de entrada:

Foi efectuada uma incisão vertical na linha média sobre a pele, que se estende do centro do pólo inferior da patela até à tuberosidade da tíbia, com cerca de 3 cm de comprimento. O tendão patelar foi dividido verticalmente no seu meio e retraído para alcançar a parte proximal da tuberosidade da tíbia.Como regra geral, o ponto de inserção deve ser ligeiramente distal ao planalto tibial, imediatamente medial à espinha tibial lateral numa vista

AP verdadeira e exatamente em linha com o canal medular numa vista lateral. Por outro lado, a inserção demasiado proximal acarreta o risco de abertura da articulação do joelho, a patela entra no caminho do dispositivo ou a remoção da haste pode ser difícil.

Em todos os casos, foi efectuada uma abordagem de divisão do tendão patelar.

Instrumentação para fixação de pregos de bloqueio na tíbia distal

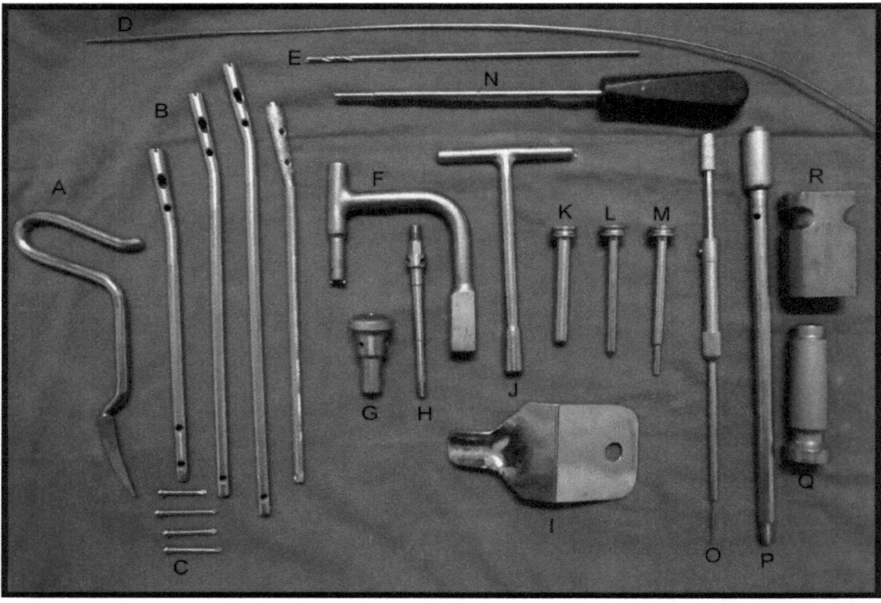

A - Furador curvo I - Protetor de tecido

B - Pregos de bloqueio da tíbia distal J - Punho em T

C - Parafusos de bloqueio K - Manga exterior

D - Fio-guia L - Trocar

E - Broca M - Manga de perfuração

F - Gabarito N - Chave de fendas hexagonal

G - Parafuso de martelagem O - Medidor de profundidade

H - Parafuso cónico P - Punho de martelar

Q - Punho do martelo R - Martelo deslizante

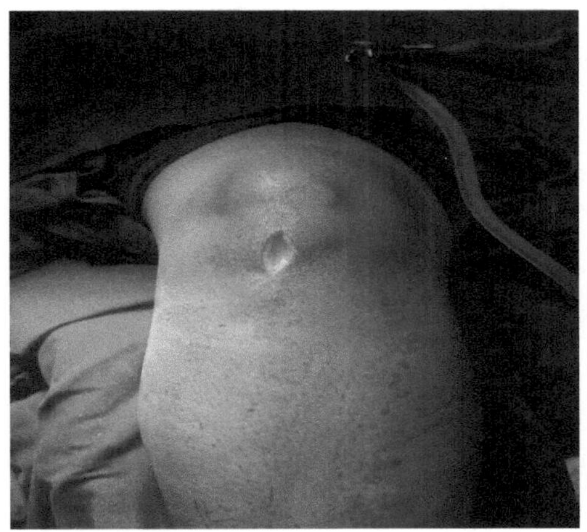

Incisão vertical na linha média

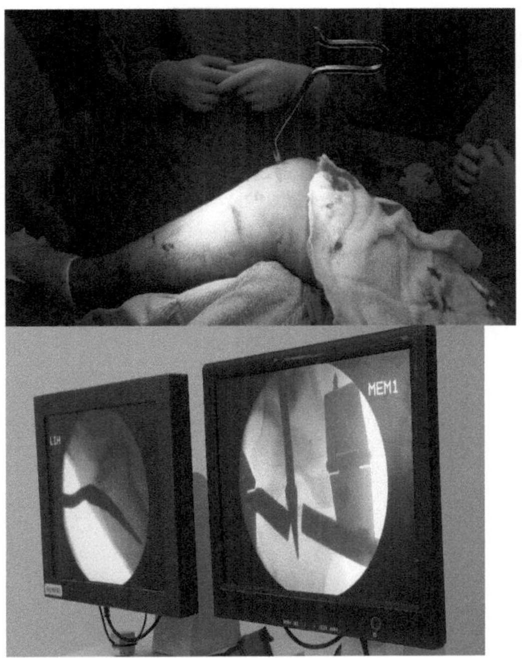

Criar uma entrada com um furador curvo

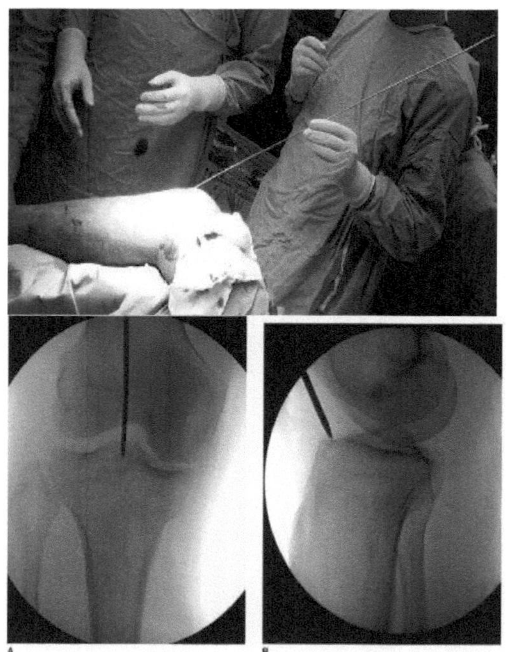

Inserção do fio-guia

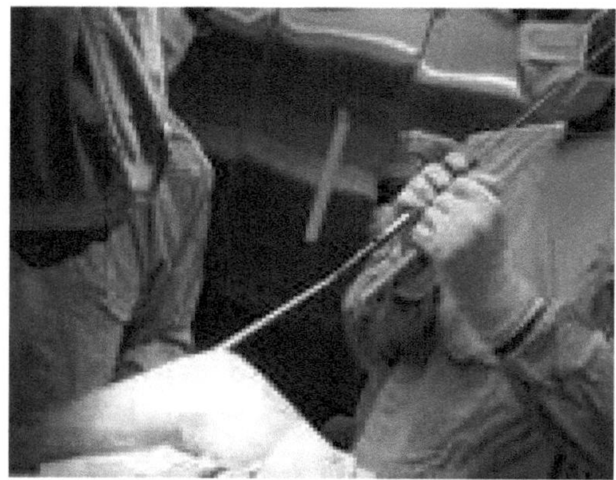

Inserção do prego sobre o fio-guia

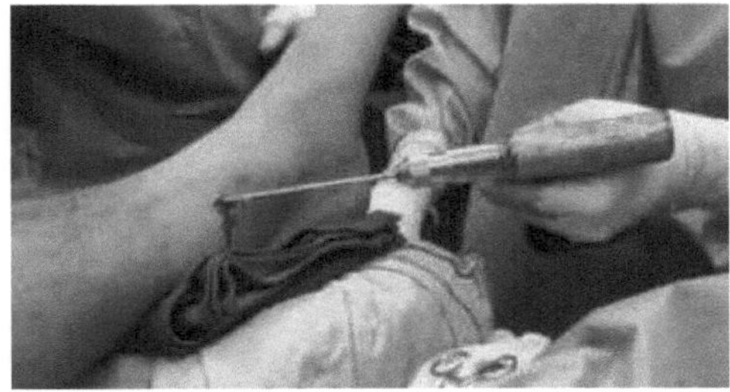

Bloqueio distal à mão livre

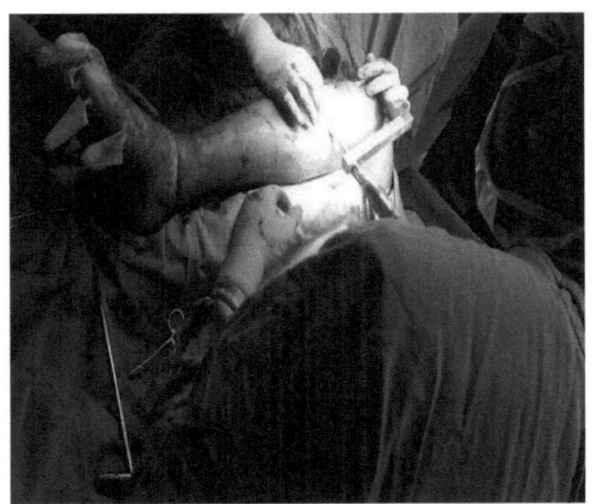

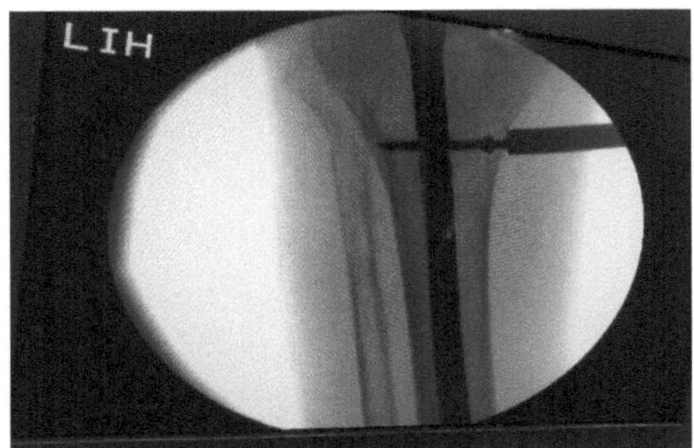

Bloqueio proximal sobre gabarito

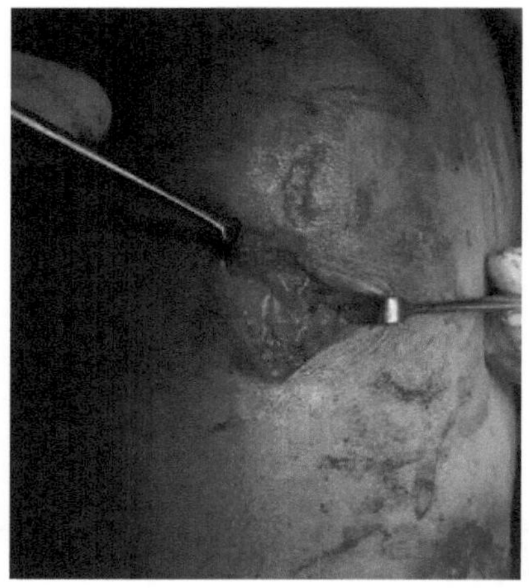

Sutura do tendão patelarFechamento do tecido subcutâneo

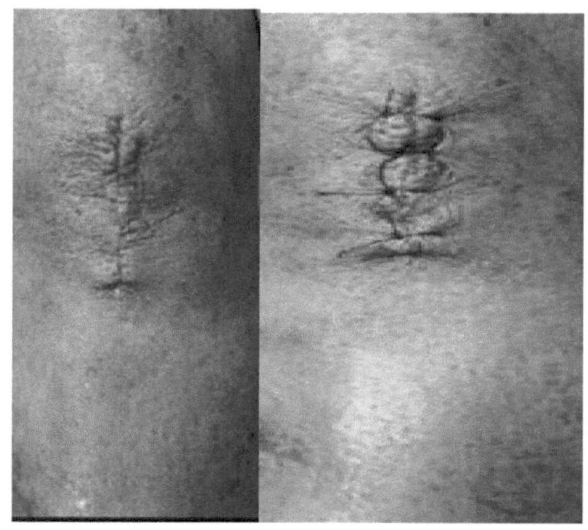

Fecho da pele

3) Passagem do fio-guia e alargamento:

Depois de alargar o canal medular com um furador curvo, foi introduzido um fio-guia de 3 mm x 950 mm no canal medular do fragmento proximal. Após a redução, a ponta do fio-guia foi passada até entrar no osso subcondral da tíbia distal. Nas vistas AP e lateral, o fio-guia deve situar-se no centro do plafond tibial. A escareação era normalmente efectuada apenas se e quando necessário, dependendo da fratura. Foi iniciada com um alargador manual de 8 mm e depois com um incremento de um mm até se sentir o som de arranhar do istmo.

4) Inserção do prego:

O comprimento exato da haste foi medido a partir do comprimento do fio-guia que permaneceu no interior do canal medular a partir do ponto de entrada. O tamanho da haste foi avaliado como sendo um mm inferior ao diâmetro do último alargador. Em seguida, um prego devidamente selecionado e montado foi introduzido no canal medular sobre o fio-guia.

5) Bloqueio distal:

Foi realizada sob controlo do intensificador de imagem com a técnica de mão livre. A perna foi colocada numa posição de quatro. A confirmação dos parafusos nos orifícios de bloqueio distais foi efectuada sob controlo do intensificador de imagem do braço em C, observando a lua cheia do orifício de bloqueio distal da haste. Nos casos em que o fragmento distal era suficientemente grande para acomodar dois parafusos mediolaterais, foram passados dois parafusos mediolaterais, e nos casos em que o fragmento distal era demasiado pequeno, foi passado um parafuso mediolateral e um anteroposterior. Todas as incisões são fechadas por camadas. Realização de pensos esterilizados. Aplicação de uma placa posterior acima do joelho

6) Bloqueio proximal:

O bloqueio proximal foi sempre efectuado em primeiro lugar, com a ajuda do gabarito fornecido, fazendo coincidir os orifícios correspondentes com os orifícios de bloqueio proximal do prego. Foram passados por estes orifícios parafusos de bloqueio de 4,9 mm de comprimento adequado, de modo a colocá-los bicorticalmente. O bloqueio estático foi aplicado em todos os casos. As posições dos parafusos foram confirmadas num intensificador de imagem de braço em C. O dispositivo foi removido e a estabilidade foi verificada através da flexão e extensão do joelho e do tornozelo.

7) Cuidados pós-operatórios:

<u>IMEDIATO</u>

-NBM durante 4-6 horas no pós-operatório

-Fluidos intravenosos/transfusões de sangue.

-Foram iniciados antibióticos IV - cefuroxima axetil 1,5gm.bid, amicacina 500 mg bid, metronidazol 500 mg tds e injeção IM de diclofenac sódico 3cc aos doentes.

-Elevação dos membros sobre as almofadas.

-Verificar se há hemorragia ativa.

-TPR/BP gráfico de hora a hora.

-Gráfico de entradas e saídas.

-Foi feita uma radiografia de controlo da tíbia operada a todo o comprimento, incluindo as articulações do joelho e do tornozelo, nas vistas AP e Lateral. Foram administrados antibióticos por via intravenosa durante 5 dias no pós-operatório, dependendo do estado da ferida no local da cirurgia. A mudança para antibióticos orais foi efectuada no dia 6th do pós-operatório.

As suturas de pele alternadas foram removidas no dia 10th pós-operatório. [th]Todas as suturas foram removidas no 15° dia de pós-operatório, após verificação da existência de fendas. O apoio do dedo do pé com muletas/andarilho começou após 10 dias, dependendo do tipo de fratura e da rigidez da fixação.

O acompanhamento posterior foi efectuado a intervalos de 3 semanas e cada doente foi avaliado individualmente do ponto de vista clínico e radiográfico, de acordo com o formulário do **Anexo A**.

B) Fixação com placa de bloqueio:

1) Posição:

O doente foi posicionado em decúbito dorsal numa mesa de operações radiolúcida, com a perna em extensão e o pé na extremidade da mesa, tendo sido utilizado um torniquete pneumático em todos os doentes. O membro foi pintado com solução de betadine desde o meio da coxa até ao pé. O resto do corpo e o outro membro foram devidamente cobertos com campos esterilizados.

2) Abordagem:

O conceito-chave desta abordagem era preservar os tecidos moles e o fornecimento de sangue na área da fratura metafisária, não os expondo cirurgicamente. Foi efectuada uma incisão cutânea em linha reta ou ligeiramente curva no aspeto medial da tíbia distal. O comprimento da incisão variou de 3-5 cm, dependendo do tipo de placa planeada. A incisão termina distalmente na ponta do maléolo medial. A incisão foi efectuada a direito sobre a gordura subcutânea, preservando a veia safena magna e o nervo safeno. Estes são mantidos anteriormente com um retractor rombo. A dissecção avançou até ao periósteo que foi completamente preservado. Neste espaço anatómico (epi-periósteo), a tunelização em direção à diáfise foi realizada com a ponta romba da placa. Para a inserção dos parafusos proximais na diáfise, foram normalmente efectuadas incisões separadas.

3) APLICAÇÃO da placa:

O comprimento e a rotação da tíbia foram restaurados indiretamente com tração manual. A angulação foi aproximada da mesma forma, mas foi definitivamente corrigida pela aplicação da placa. A placa foi inserida após exposição completa do osso abaixo e acima do local da fratura, cerca de 2-3 cm abaixo ou proximal da linha articular e 4-5 cm acima. Dependendo da situação de fratura, a placa foi posicionada na face anteromedial da tíbia. Proximalmente, acima da zona de fratura, foi feita uma pequena incisão (2-3 cm) para o posicionamento da placa. É importante que a placa e o parafuso proximal estejam centrados na tíbia, especialmente se forem planeados parafusos de cabeça bloqueada. A fixação temporária foi realizada com fios K através dos orifícios dos parafusos para aproximar a posição final da placa antes da inserção do parafuso. Para os padrões de fratura em espiral e oblíqua curta que foram anatomicamente reduzidos, colocámos um parafuso de atraso para melhorar a estabilidade geral da construção. É possível aplicar este parafuso de forma percutânea sob controlo do intensificador de imagem. Em alternativa, dependendo do plano da fratura, o parafuso de atraso pode ser colocado independentemente da placa.

Uma vez alcançada a posição exacta da placa, foi inserido um parafuso convencional num dos orifícios mais distais da placa para aproximar a placa do osso. Em alternativa, a placa pode ser pressionada manualmente contra o osso, permitindo a inserção de um parafuso com cabeça de bloqueio em vez do parafuso convencional. É crucial que a placa seja posicionada muito perto do osso, especialmente ao nível supramaleolar, para evitar a irritação dos tecidos moles pela placa. Nas fracturas do tipo transversal, a compressão da fratura foi conseguida através da aplicação de tensão com a placa, utilizando a colocação excêntrica de parafusos em orifícios não bloqueados. A inserção posterior de parafusos proximais e distais foi concluída.

4) Fecho da ferida:

Todas as incisões foram fechadas por camadas, tendo sido aplicado um penso esterilizado sobre a ferida e uma placa de gesso posterior abaixo do joelho em todos os doentes.

Conjunto de instrumentos para placa de bloqueio da tíbia distal

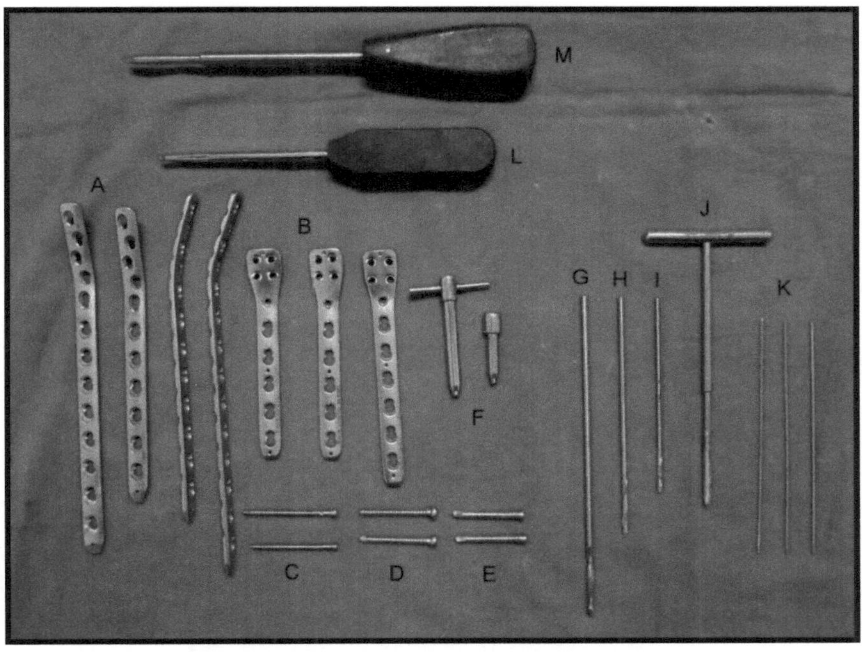

A, B - Placas de bloqueio da tíbia distal J - Torneira

C - Parafuso de bloqueio esponjoso K - Fios de Kirschner

D - Parafuso cortical sem fecho L - Chave de fendas hexagonal canulada

E - Parafuso de bloqueio cortical M - Parafuso hexagonal não canulado Chave de fendas

F - Mangas

G - broca de 4 mm

H - broca de 3,2 mm

I - broca de 2,5 mm

Procedimento de fixação da placa de bloqueio

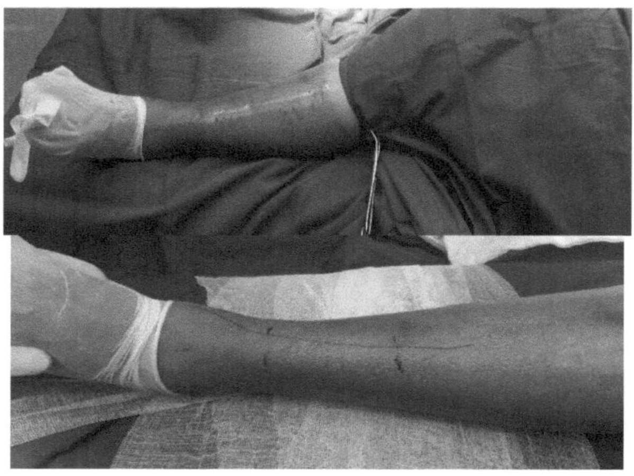

Drapeado

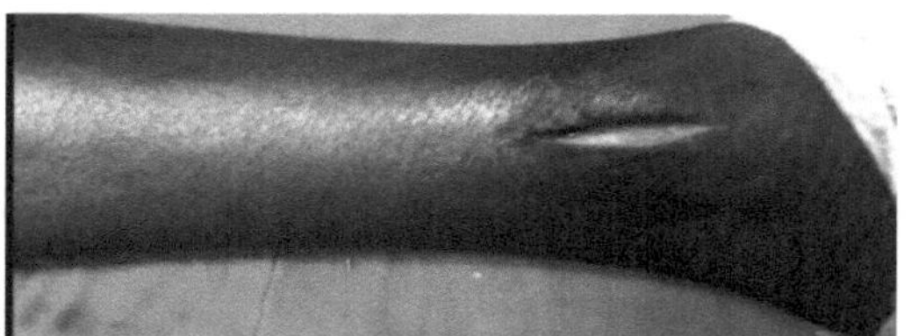

Incisão sobre a tíbia distal

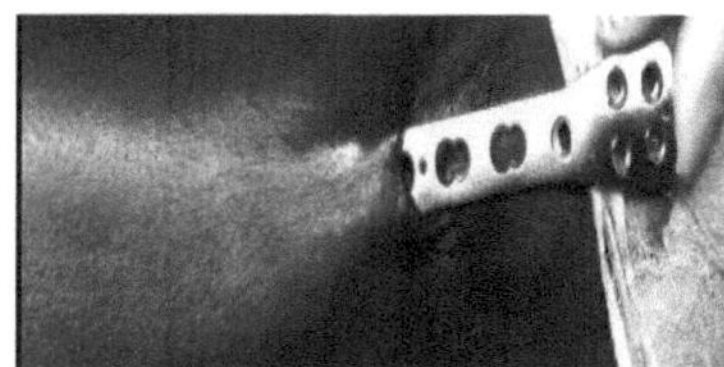

Tunelização epiperiosteal com placa

Inserção da placa Inserção do parafuso proximal Parafuso distal inserção

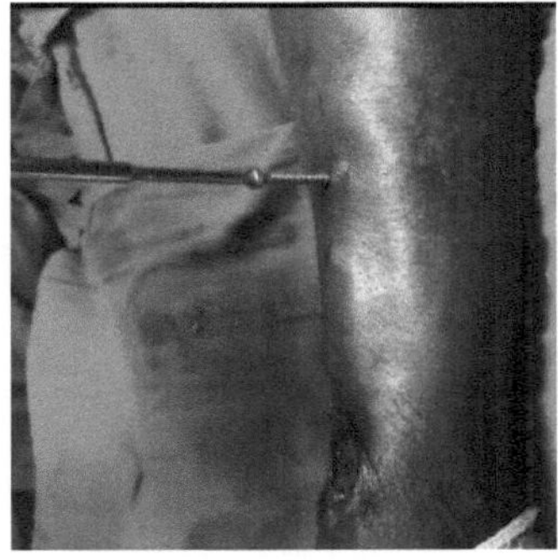 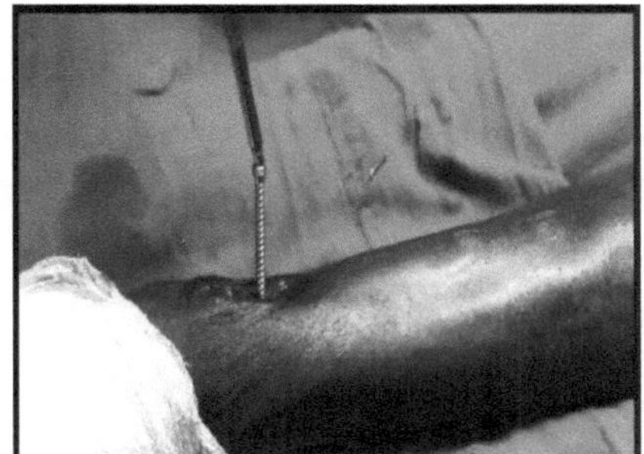

Imagem do braço em C

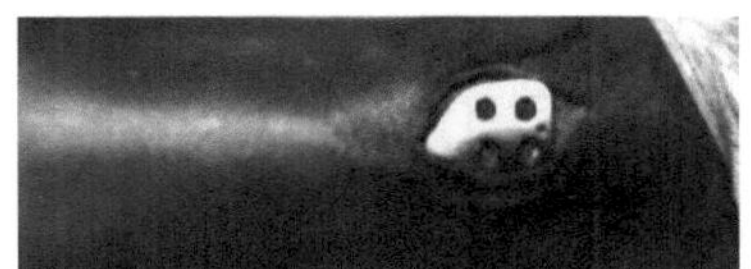

Inserção do parafuso distal

5) Cuidados pós-operatórios:

<u>IMEDIATO</u>

-NBM durante 4-6 horas no pós-operatório.

-Foi aplicada uma placa de gesso posterior abaixo do joelho em todos os doentes.

-Fluidos intravenosos/transfusões de sangue.

-Foram iniciados antibióticos IV - cefuroxima axetil 1,5gm.bid, amicacina 500 mg bid, metronidazol 500 mg tds e diclofenac sódico 3cc IM inj.

-Elevação dos membros sobre as almofadas.

-Verificar se há hemorragia ativa.

-Movimentos activos dos dedos dos pés.

-TPR/BP gráfico de hora a hora.

-Gráficos de entrada/saída.

-Verificar a radiografia da tíbia operada a todo o comprimento, incluindo as articulações do joelho e do tornozelo, nas vistas AP e Lateral. No pós-operatório, foi aplicada uma placa de gesso abaixo do joelho e foi feita a elevação do membro sobre almofadas, tendo sido encorajados os movimentos activos dos dedos dos pés à medida que a anestesia ia passando. Foram administrados antibióticos intravenosos durante 5 dias no pós-operatório. Foi efectuado um penso de controlo após 5 dias, tendo sido enviada uma cultura da ferida, se necessário. A mudança para antibióticos orais foi efectuada no dia 6th do pós-operatório.

As suturas de pele alternadas foram removidas no 10º dia de pós-operatório[th] . Todas as suturas foram removidas no 15º dia de pós-operatório[th] após verificação da existência de fendas. O apoio do dedo do pé com muletas/andarilho começou após 10 dias, dependendo do tipo de fratura e da rigidez da fixação.

O acompanhamento posterior foi efectuado a intervalos de 3 semanas e cada doente foi avaliado individualmente do ponto de vista clínico e radiográfico, de acordo com o formulário do **Anexo A**.

Acompanhamento:

Acompanhámos os nossos doentes tratados com pregagens ou placas, de acordo com o formulário normalizado do nosso departamento (**Anexo A**) e recolhemos os dados relevantes. Os doentes foram acompanhados inicialmente com um intervalo de 3 semanas durante os primeiros 2 meses e, posteriormente, com intervalos de 6 semanas durante os 6 meses seguintes.

Todos os doentes foram avaliados clínica e radiograficamente com os seguintes termos

-Ternura no local da fratura

-Mobilidade anormal (se existir)

-Infeção

-Dor ao movimentar as articulações do joelho e do tornozelo.

-Radiografias anteroposterior e lateral da perna.

Os resultados foram avaliados de acordo com os critérios de Johner e Wruh constantes do Anexo B.

OBSERVAÇÕES E RESULTADOS

O presente estudo "Um estudo comparativo da placa de bloqueio versus haste intramedular fechada com bloqueio em fracturas da tíbia distal" foi realizado em 30 doentes de agosto de 2021 a janeiro de 2022. 15 pacientes foram tratados com haste intramedular bloqueada e os restantes 15 com uma placa de bloqueio.

Foram feitas as seguintes observações:

1) Distribuição dos doentes

Quadro - 1

Distribuição dos doentes

ILN	Placa de bloqueio	Total
15 (50%)	15 (50%)	30 (100 %)

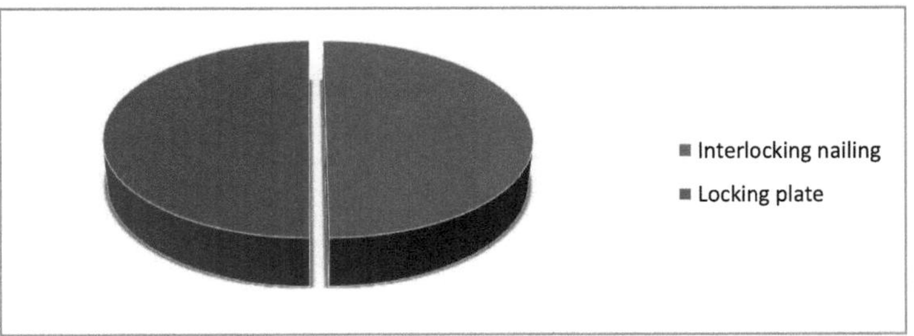

No nosso estudo, foram seleccionados aleatoriamente doentes com fracturas extra-articulares da tíbia distal, tipo 43 A da AO, tendo 15 deles sido operados com uma cavilha intramedular fechada e os restantes 15 com uma placa de bloqueio de forma aleatória.

Quadro - 2

Idade dos doentes

Grupo	N	Média	Desvio padrão	
ILN	15	40 (22 -68)	13.04	t =0.724
Revestimento	15	43.33 (22 - 65)	12.88	p=0.480

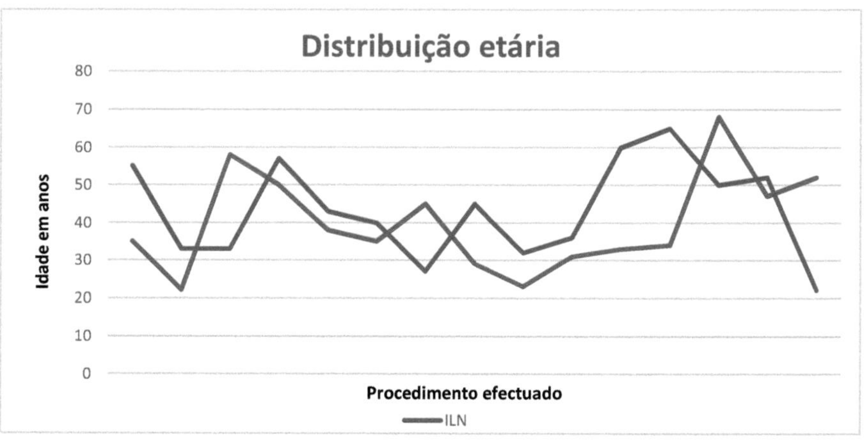

A média de idades dos doentes no grupo do bloqueio foi de 22 a 68 anos (média de 40) e a média de idades no grupo da placa foi de 22 a 65 anos (média de 43,33). Ao aplicar o teste 't' de Student, o valor de 't' foi de 0,724 e o valor de p de 0,480 (p > 0,05), o que mostrou que não havia diferença estatisticamente significativa entre a distribuição etária de ambos os grupos.

Quadro - 3

Sexo dos pacientes

Sexo	ILN	Revestimento	Total
Masculino	13 (86.66 %)	14 (93.33 %)	27 (90 %)
Feminino	02 (13.33 %)	01 (6.66 %)	03 (10 %)
Total	15 (100 %)	15 (100 %)	30 (100 %)

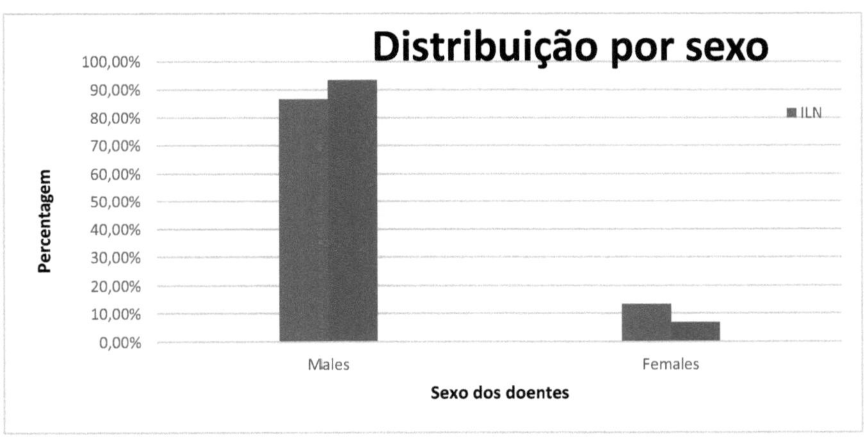

Na presente série, no grupo de bloqueio havia 13 (86,66%) homens e 02 (13,33%) mulheres, enquanto no grupo de placa havia 14 (93,33%) homens e 01 (6,66%) mulher. Portanto, o sexo masculino predominou em ambos os grupos. Ao aplicar o teste do Qui-quadrado, o Qui-quadrado é igual a 0,370 e o valor de p é igual a 0,543 (p > 0,05). A associação entre os grupos não é estatisticamente significativa.

Modo de lesão

Modo de lesão	Grupo		Total
	Revestimento ILN		
RTA	10(66.66 %)	09 (60 %)	19 (63.33 %)
outono	05 (33.33 %)	05 (33.33 %)	10 (33.33 %)
Agressão	00 (0 %)	01 (6.66 %)	01 (3.33 %)
Total	15 (100 %)	15 (100 %)	30 (100 %)

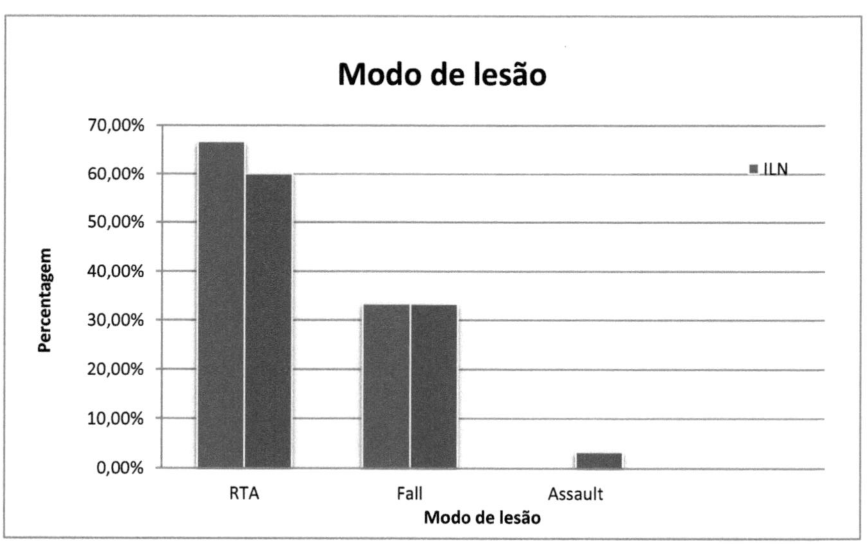

O modo mais comum de lesão em ambos os grupos foi o acidente de viação (60%), sendo as quedas a segunda causa mais comum.

Tabela - 5

Lado da lesão

Lado	Grupo		Total
	ILN	Plating	
Certo	07 (46.66 %)	06 (40 %)	13 (43.33 %)
Esquerda	08 (53.33 %)	09 (60 %)	17 (56.66 %)
Total	15 (100 %)	15 (100 %)	30 (100 %)

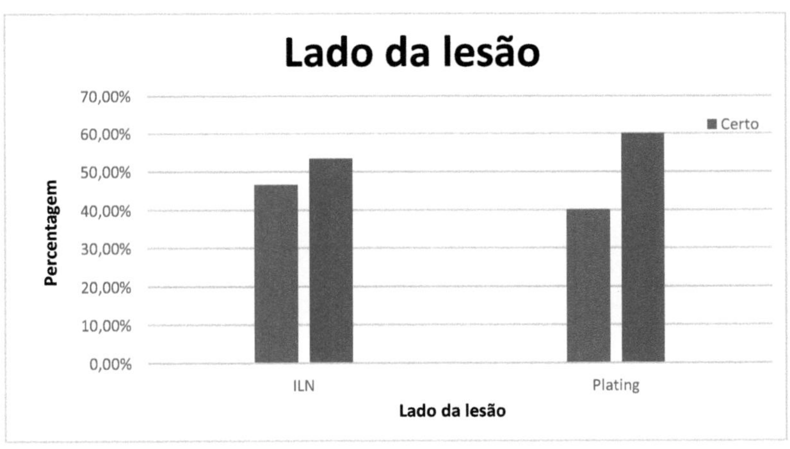

O lado esquerdo foi o lado mais frequentemente afetado, tanto no grupo de bloqueio (53,33%) como no grupo de placa (60%).

Classificação das fracturas - tipo AO/OTA

Classificação AO/OTA	Grupo		Total
	Revestimento ILN		
43A.1	07 (46.66%)	07 (46.66%)	14 (46.66%)
43A.2	05 (33.33%)	03 (20%)	08 (26.66%)
43A.3	03 (20 %)	05 (33.33%)	08 (26.33%)
Total	15 (100%)	15 (100%)	30 (100%)

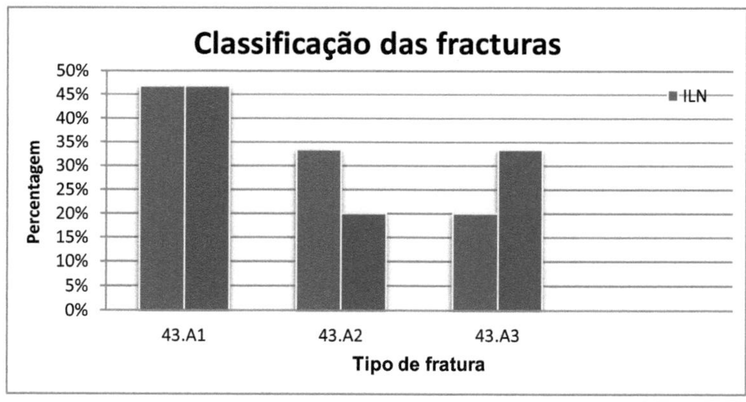

Verificaram-se 7 (46,66%) fracturas do tipo AO 43A.1 no grupo de bloqueio e 7 (46,66%) fracturas do tipo AO 43A.1 no grupo de revestimento. Entre as fracturas do tipo 43A.2, houve 5 (33,33%) fracturas no grupo com bloqueio e 3 (20%) no grupo com placa. No tipo 43A.3, o grupo de bloqueio teve 3 (20%) fracturas e o grupo de revestimento teve 5 (33,33%) fracturas. O tipo de fratura 43A1 foi o mais comum em ambos os grupos. Ao aplicar a significância estatística, o valor de p é de 0,588 (>0,05). Por conseguinte, não se registaram diferenças estatisticamente significativas entre os grupos.

Quadro 7

Duração do traumatismo à cirurgia

Duração	ILN		Revestimento		Total
	N %		N %		
1 - 3 dias	02 13.33%		03 20%		05 (16.66%)
4 - 7 dias	08 53.33%		08 53.33%		16(53.33%)
8 - 10 dias	04 26.66%		02 13.33%		06(20%)
> 10 dias	01 6.66%		02 13.33%		03 (10%)
Total	15 100%		15 100%		30 (100%)

S.D = 4,29 e 3,85

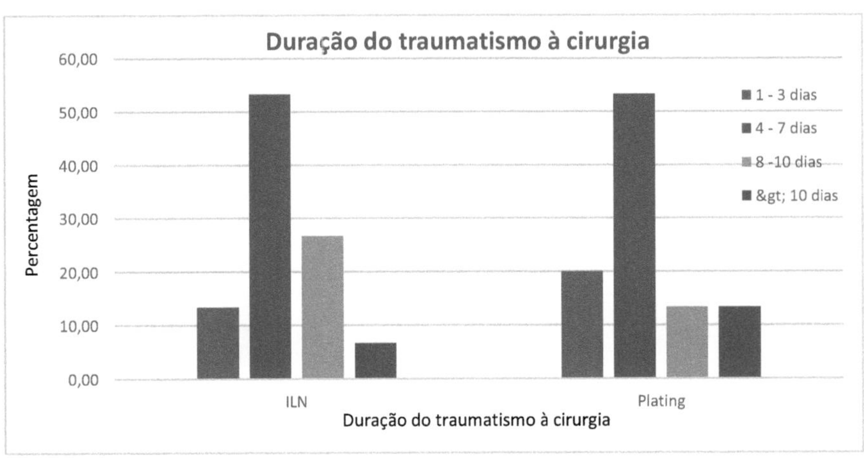

A duração média entre o trauma e a cirurgia no tratamento das fracturas da tíbia distal no nosso estudo foi de 6,83 dias (1 - 19 dias). No grupo do bloqueio, o tempo médio entre o trauma e a cirurgia foi de 6,53 dias (1 a 19 dias), enquanto no grupo da placa o tempo médio foi de 6,47 dias (2 a 17 dias). Ao aplicar a significância estatística, o valor de p é igual a 0,9683 (>0,05), pelo que esta diferença não é estatisticamente significativa.

Quadro 8

Fratura da fíbula

Fratura da fíbula	Grupo		Total
	Revestimento ILN		
Sim	09 (60%)	14 (93.33%)	23 (76.66%)
Não	06 (40%)	01 (6.66%)	07 (23.33%)
Total	15 (100 %)	15 (100 %)	30 (100 %)

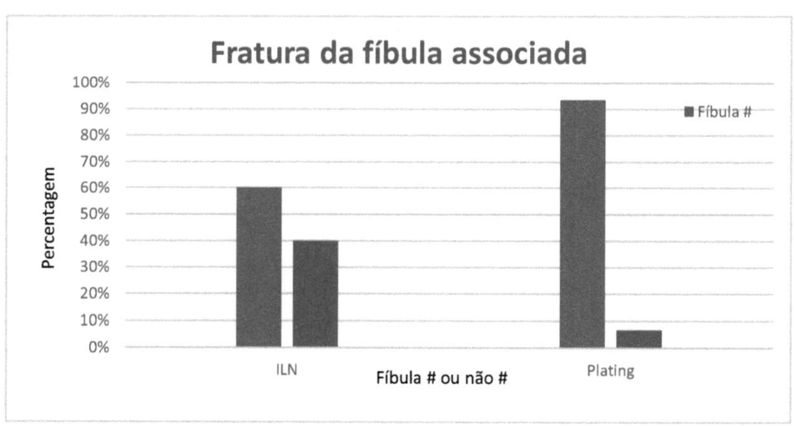

A fratura da fíbula associada à fratura da tíbia distal foi observada em 09 (60%) casos no grupo ILN, enquanto que foi observada em 14 (93,33%) casos no grupo de placas. O qui-quadrado é igual a 2,98. O valor de p é igual a 0,084 (>0,05). A associação da fratura da fíbula entre os dois grupos é considerada não estatisticamente significativa.

Quadro -9

Fixação da fíbula

Fixação do perónio	Grupo		Total
	Revestimento	ILN	
Sim	04 (26.66%)	11 (73.33%)	15(50%)
Não	11 (73.33%)	04 (26.66 %)	15 (50%)
Total	15 (100 %)	100 (100 %)	30(100 %)

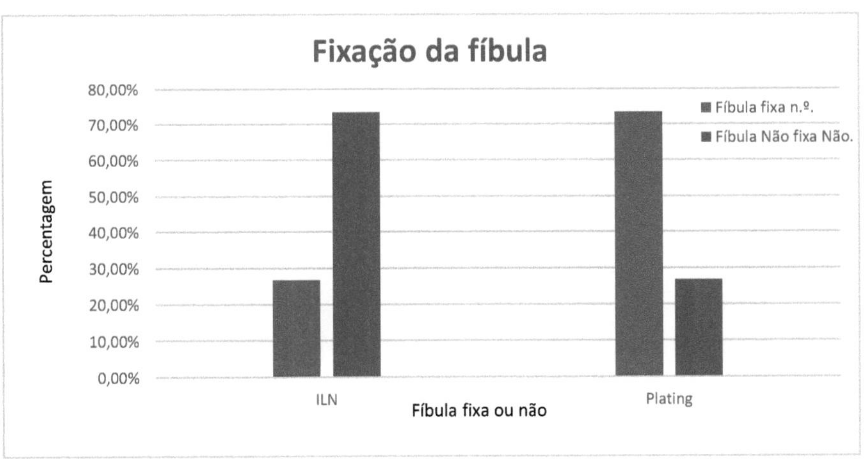

A fixação da fíbula em casos de fratura tíbia-fíbula distal foi feita em 4 (26,66%) casos no grupo de bloqueio, enquanto que em 11 (73,33%) no grupo de revestimento. Ao aplicar a significância estatística, o quadrado de Chi é igual a 4,80; o valor de p é igual a 0,028 (<0,05). A associação é considerada estatisticamente significativa.

Tabela - 10

Duração da cirurgia

Duração da cirurgia	ILN		Revestimento		Total
	Não.	%	Não.	%	
40-60 min	10	66.66 %	06	40 %	16 (53.33 %)
61- 80 min	05	33.33 %	06	40 %	11 (36.66 %)
>80 min	00	00 %	03	20 %	03 (10 %)
Total	15	100 %	15	100 %	30 (100 %)

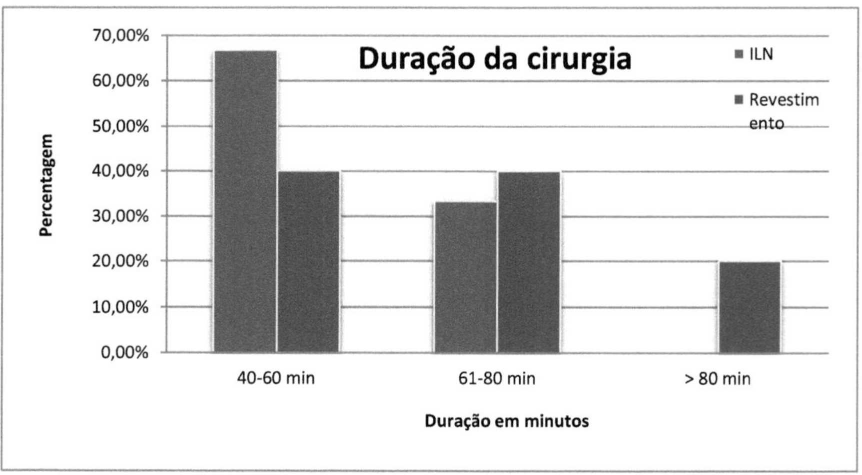

A duração média da cirurgia no grupo das cavilhas foi de 57,33 minutos (40 - 75 minutos) e a duração média da cirurgia no grupo das placas foi de 70,36 minutos (45 - 100 minutos). Por conseguinte, o tempo necessário para a colocação de pregos bloqueados foi inferior ao necessário para a colocação de placas nas fracturas da tíbia distal. Ao aplicar a significância estatística, o valor de p é igual a 0,011 ($< 0,05$), esta diferença é considerada estatisticamente significativa.

Quadro -11

Duração desde a cirurgia até ao início da carga parcial protegida

Duração	ILN		Revestimento		Total
	Não. %		Não. %		
Às 3 semanas	05 33.33%		01 6.66 %		06(20 %)
4 - 6 semanas	10 66.66%		05 33.33 %		15(50 %)
7 - 8 semanas	00 00 %		08 53.33 %		08(26.66)
> 8 semanas	0000 %		01 6.66 %		01(3.33%)
Total	15 100 %		15 100 %		30(100%)

S.D 1,24 e 1,73

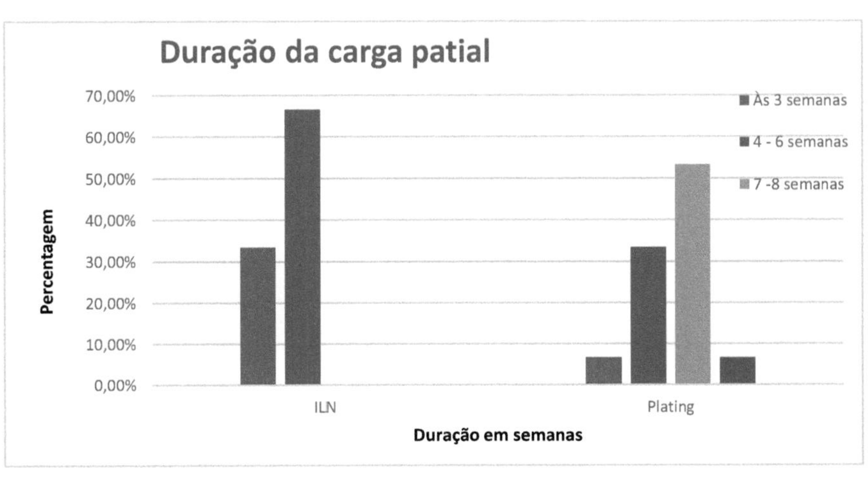

O tempo médio para o início da carga parcial a partir da cirurgia foi de 4,4 semanas (3-6 semanas) no grupo das cavilhas de bloqueio e de 7,07 semanas (3-10 semanas) no grupo das placas. Assim, o grupo das cavilhas de bloqueio começou a suportar o peso parcial mais cedo do que o grupo das placas. Ao aplicar o teste estatístico, o valor de p é inferior a 0,05, pelo que esta diferença é considerada estatisticamente significativa.

Tabela - 12

Duração da cirurgia até ao início da carga total

Duração	ILN	Revestimento	Total
	Não. %	Não. %	
8-10 semanas	12 (80%)	02(13.33%)	14 (46.66%)
11-12 semanas	03 (20%)	04(26.66%)	07 (23.33%)
13-14 semanas	00(0%)	06(40%)	06 (20%)
>14 semanas	00 (0%)	03 (20%)	03(10%)
Total	15 (100%)	15(100%)	30 (100%)

S.D =1,51 e 1,98

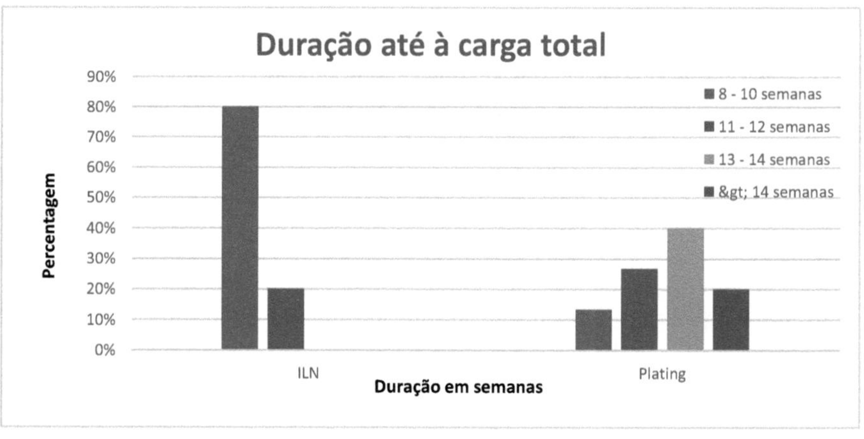

O tempo médio para começar a suportar o peso total após a cirurgia foi de 9,53 semanas (8-12 semanas) no grupo das cavilhas de bloqueio, ao passo que foi de 13,29 semanas (8-16 semanas) no grupo das placas. Assim, o grupo das cavilhas de bloqueio começou a suportar o peso total mais cedo do que o grupo das placas. Ao aplicar a significância estatística, o valor de p é inferior a 0,05, pelo que esta diferença é considerada estatisticamente significativa.

Tabela - 13

Complicações

Complicações	ILN		Revestimento		
	Não. %		Não. %		
Formiga Dor no joelho	05 33.33 %		0 0%		p =0.0421
Infeção superficial	0 0%		02 13.33%		p= 0.4828
Infeção profunda	0 0 %		02 13.33%		p=0.4828
Angulação Varus/Valgus > 5°	05 33.33%		02 13.33%		p=0.3898
Rigidez do joelho	02 3.33 %		0 0 %		p=0.4828
Rigidez do tornozelo	02 13.33%		04 26.66%		p=0.6513
Não sindicalizado	01 6.66 %		0 0 %		p=1.000
Irritação do implante	0 0 %		04 26.66%		p=0.0996
Falha do implante	01 6.66%		0 0 %		p=1.000

A dor anterior do joelho e as angulações em valgo foram as complicações mais comuns observadas no grupo do bloqueio (33,33%), enquanto a irritação do implante e a rigidez do tornozelo foram as complicações mais comuns no grupo da placa (26,66%).

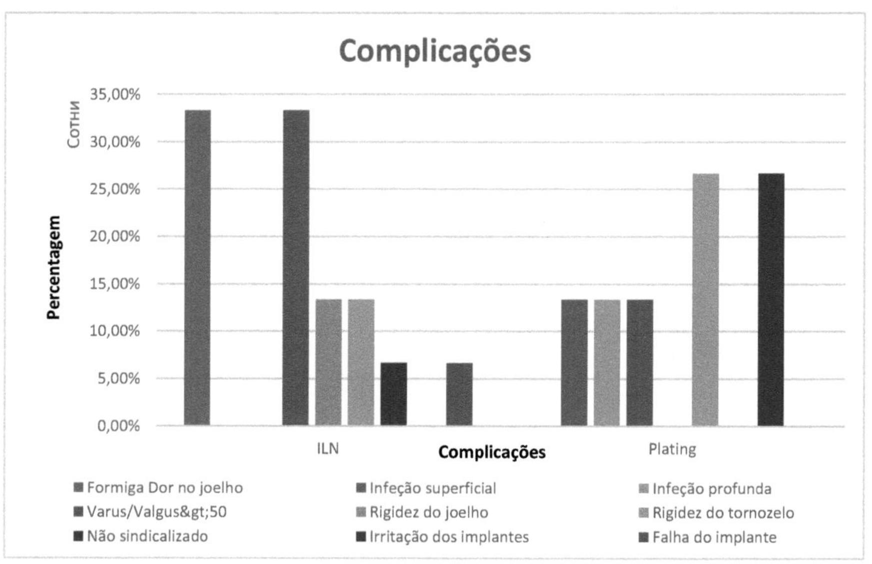

Foi observada uma infeção profunda em dois doentes (13,33%) no grupo das placas e uma infeção superficial em dois doentes (13,33%) do grupo das placas. A rigidez do joelho foi observada em dois pacientes (13,33%) com a cavilha de bloqueio.

Tabela - 14

Tempo necessário para a união radiológica

Semanas de tempo de grupo/sindicato	N	Média (semanas)	Padrão desvio	
ILN	14	19.43	1.60	t =1.697
Revestimento	15	21.40	3.76	p= 0.0611

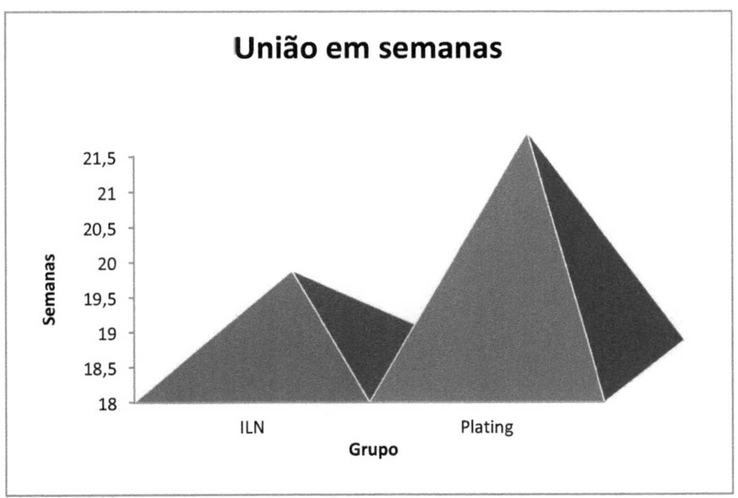

O tempo médio de consolidação das fracturas da tíbia distal foi de 20,41 semanas. No grupo Interlocking, o tempo médio de consolidação foi de 19,43 semanas, em comparação com 21,40 semanas no grupo com placas. Assim, a taxa de consolidação foi mais rápida no grupo de pregagens do que no grupo de placas. Valor p e significância estatística: O valor p é igual a 0,0611 (>0,05).

Quadro n.º 15

Resultados de acordo com a pontuação de Johner & Wruh

	Excelente		Bom		Justo		Pobres	
	Não.	%	Não.	%	Não.	%	Não.	%
ILN	08	53.33	02	13.33	04	26.66	01	6.66
Revestimento	06	40	03	20	04	26.66	02	13.33
valor p	0.714		0.624		1.000		0.542	

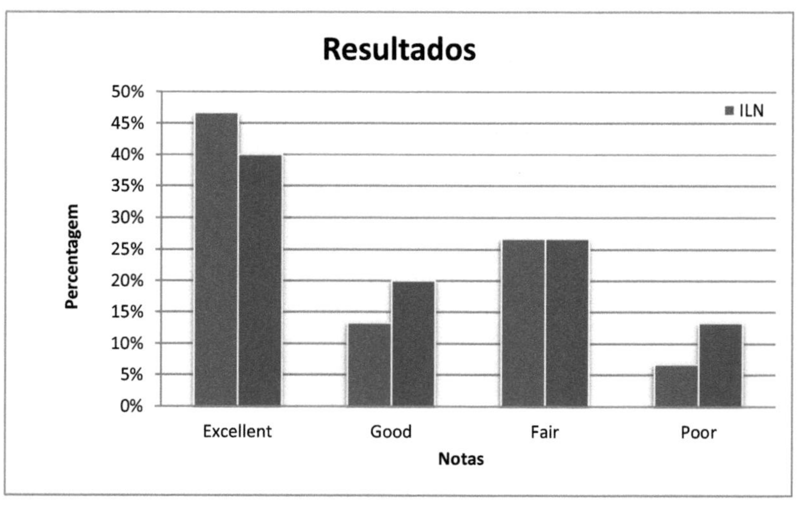

Na série de bloqueios, os resultados foram excelentes em 53,33% dos casos, bons em 13,33% dos casos, regulares em 26,66% dos casos e maus em 6,66% dos casos. No grupo das placas, os resultados foram excelentes em 40% dos casos, bons em 20% dos casos, regulares em 26,66% dos casos e maus em 13,33% dos casos.

DISCUSSÃO

As fracturas da tíbia distal são uma consequência comum dos acidentes de viação e das lesões devidas a quedas e a sua gestão continua a ser um problema com várias perguntas sem resposta. As fracturas da tíbia distal requerem geralmente uma gestão operatória e podem ser tratadas com redução fechada e pregagem intramedular ou redução aberta e fixação interna com placas ou redução fechada e placas percutâneas ou fixadores externos[3]

A cavilha intramedular bloqueada é o tratamento de eleição para as fracturas fechadas da diáfise da tíbia. Nas fracturas da tíbia distal, é frequentemente difícil obter e manter uma boa redução através de métodos de fixação. O prego não se encaixa corretamente no fragmento metafisário distal alargado da tíbia. O controlo do alinhamento é difícil nas fracturas da tíbia distal com pregagens IM. No entanto, as pregagens intramedulares fechadas têm a vantagem de um tempo de cirurgia mais curto, uma menor taxa de infeção, uma carga precoce e uma remoção mais fácil do implante. As hastes intramedulares permitem uma estabilização fechada, preservando a vascularização do local da fratura e a integridade dos tecidos moles. As recentes alterações no desenho das hastes intramedulares alargaram o espetro da fixação de fracturas, pelo que as indicações para a sua utilização foram alargadas a fracturas mais próximas da articulação do tornozelo.

A redução aberta e a fixação interna da placa resultam numa dissecção extensa dos tecidos moles e podem estar associadas a complicações e infeção da ferida. A fixação da extremidade traumatizada com placas tem sido apontada como uma razão para o atraso na consolidação ou não consolidação. Recentemente, a colocação de placas percutâneas é um método popular e tem sido recomendada como um método alternativo que minimiza o risco de infeção e de problemas nos tecidos moles nas fracturas instáveis da tíbia distal. As placas bloqueadas actuam como dispositivos de ângulo fixo cuja estabilidade é proporcionada pela estabilidade axial e angular na interface parafuso-placa, em vez de dependerem da força de fricção entre a placa e o osso, o que se pensa preservar o fornecimento de sangue periosteal em torno do local da fratura[13] .

Na presente série, foram estudados 30 casos de fracturas extra-articulares da tíbia distal durante um período de janeiro de 2021 a agosto de 2022, com um seguimento de 3 meses a 6 meses. Avaliamos nossos resultados e os comparamos com o resultado de vários estudos na literatura.

1) Idade e sexo dos pacientes:

M. Ehlinger, P. Adam, A. Gabrion, L. Jeunet, F. Dujardin, G. Asencio Sofcot[66] 2010estudou a fixação de fracturas do quarto distal da perna: a opção única é a fixação intramedular. A série incluiu 51 pacientes, 32 do sexo masculino e 19 do sexo feminino, com uma idade média de 46,2 anos (variação de 17-93 anos).

Heather A. Vallier, MD, Beth Ann Cureton, BS, e Brendan M. Patterson, MD[67] 2011, no seu estudo sobre a comparação prospetiva e aleatória da fixação com placa versus haste intramedular para fracturas da diáfise da tíbia distal, mostraram que a idade média dos doentes no grupo ILN era de 38,1 e no grupo de placa era de 38,5. Havia 45 homens e 11 mulheres no grupo ILN e 40 homens e 08 mulheres no grupo de placas.

Yang Li, Lei Liu, Xin Tang, Fuxing Pei, Guanglin Wang, Yue Fang, Hui Zhang, Nicolas Crook[73] 2012 estudou a comparação entre a fixação baixa, multidirecional e bloqueada e a placa no tratamento de fracturas metadiafisárias da tíbia distal. A média de idade no grupo ILN foi de 37 (21-56) anos e de 39 (23-59) anos no grupo plaqueamento. Havia 18 homens e 05 mulheres no grupo ILN e 18 homens e 05 mulheres no grupo plating.

No presente estudo, considerámos 30 doentes com fracturas da tíbia distal, 15 tratados com haste intramedular bloqueada e os restantes 15 com placa bloqueada. A idade média dos pacientes no grupo ILN foi de 40 (22-68) anos e 43,33 (22-65) anos no grupo de placa. Havia 13 (86,66%) homens e 02 (13,33%) mulheres no grupo ILN

e 14 (93,33%) do sexo masculino e 01 (6,66%) do sexo feminino no grupo das placas. O sexo masculino predominou no estudo. Os resultados foram semelhantes aos de estudos anteriores.

2) Modo de lesão:

Mario Ronga, Umile Longo, Nicola Mafulli[65] 2010, no seu estudo sobre a segurança e eficácia da placa bloqueada minimamente invasiva nas fracturas da tíbia distal, estudaram 21 pacientes adultos e, entre eles, 05 (23,8%) pacientes sofreram a sua fratura em resultado de uma queda, 10 (47,61%) em acidente de viação e 06 (28,57%) durante actividades desportivas.

Heather A. Vallier, MD, Beth Ann Cureton, BS, e Brendan M. Patterson, MD[67] 2011no seu estudo sobre a comparação prospetiva e aleatória da fixação com placa versus haste intramedular para fracturas da diáfise da tíbia distal, o modo mais comum de lesão tanto no grupo ILN como no grupo Plating foram os acidentes rodoviários.

No presente estudo, entre 30 pacientes, 18 (60%) fraturas foram causadas por acidentes de trânsito, 11 (36,66%) por quedas e 01 (3,33%) fratura foi resultado de agressão.

3) Lado da fratura:

Stamatios Paraschou, Huseyin Bekir, Helias Anastasopoulos, Athanasios Papapanos, John Alexopoulos, Anestis Karanikolas, Nick Roussis[62] 2009estudou a avaliação do uso de pregos intramedulares intertravados em fraturas e não uniões da tíbia distal. O envolvimento foi do lado direito em 38 (84,44%) pacientes e do lado esquerdo em 07 (15,55%) pacientes entre 45 pacientes.

J. J. Guo, N. Tang, H. L. Yang, T. S. Tang[8] 2010 estudou um ensaio prospetivo e aleatório que comparou a colocação de pregos intramedulares fechados com a colocação percutânea no tratamento de fracturas metafisárias distais da tíbia. Entre os 44 pacientes tratados com ILN, 24 (54,5%) fracturas eram do lado esquerdo e 20 (45,5%) do lado direito. Em 41 pacientes tratados com Plating 21 (51,2%) fraturas eram do lado esquerdo e 20 (48,8%) fraturas do lado direito.

No presente estudo, 07 (46,66%) casos ocorreram no lado direito e 08 (53,33%) casos no lado esquerdo no grupo ILN, enquanto 06 (40%) fracturas ocorreram no lado direito e 09 (60%) casos no lado esquerdo no grupo com placas. Em ambos os grupos, as fracturas da tíbia distal foram observadas mais no lado esquerdo.

4) Classificação AO das fracturas:

Kasper W. Janssen & Jan Biert & Albert van Kampen[10] 2006estudaram o tratamento das fracturas da tíbia distal: placa versus haste, uma análise retrospetiva dos resultados de pares de pacientes. No seu estudo, no grupo ILN, entre 12 pacientes, 07 (58,33%) fracturas eram do tipo 43A1, 02 (16,66%) fracturas eram do tipo 43A2 e 03 (25%) eram do tipo 43A3. No grupo de placas, entre 12 pacientes, 04 (33,33%) fracturas eram do tipo 43A1, 06 (50%) fracturas eram do tipo 43A2 e 02 (16,66%) eram do tipo 43A3.

Stamatios Paraschou, Huseyin Bekir, Helias Anastasopoulos, Athanasios Papapanos, John Alexopoulos, Anestis Karanikolas, Nick Roussis[62] **2009estudou** a avaliação do uso de pregos intramedulares bloqueados em fraturas e não uniões da tíbia distal. Entre 35 pacientes, 27 (77,14%) tinham fraturas 43A1, 06 (17,14%) fraturas 43A2 e 02 (5,71%) eram fraturas do tipo 43A3.

Yang Li, Lei Liu, Xin Tang, Fuxing Pei, Guanglin Wang, Yue Fang, Hui Zhang, Nicolas Crook[73] **2012** estudou a comparação entre a fixação baixa, multidirecional bloqueada e a placa no tratamento de fracturas metadiafisárias da tíbia distal. No grupo ILN, entre 23 pacientes, 08 (34,78%) fraturas eram do tipo 43A1, 11 (47,82%) fraturas eram do tipo 43A2 e 04 (17,39%) fraturas eram do tipo 43A3 e no grupo plating também 08 (34,78%) fraturas eram do tipo 43A1, 11 (47,82%) fraturas eram do tipo 43A2 e 04 (17,39%) fraturas eram do tipo 43A3.

No presente estudo, no grupo ILN, 07 (46,66%) fracturas eram do tipo 43A1, 05 (33,33%) fracturas eram do tipo 43A2 e 03 (20%) fracturas eram do tipo 43A3. No grupo das placas, 07 (46,66%) fracturas eram do tipo 43A1, 03 (20%) do tipo 43A2 e 05 (33,33%) do tipo 43A3. O tipo 43A1 foi o tipo mais comum encontrado em ambos os grupos.

5) Fixação do perónio:

Kasper W. Janssen & Jan Biert & Albert van Kampen[10] **2006estudaram** o tratamento de fracturas da tíbia distal: placa versus prego, uma análise retrospetiva de resultados de pares de pacientes. No seu estudo, todas as fracturas do perónio foram deixadas sem fixação.

.

Stamatios Paraschou, Huseyin Bekir, Helias Anastasopoulos, Athanasios Papapanos, John Alexopoulos, Anestis Karanikolas, Nick Roussis[62] **2009** estudou a avaliação da fixação intramedular bloqueada em fracturas e não-fracturas da tíbia distal. Quando a fratura da fíbula se localizava no seu terço periférico (até 10 cm da ponta do maléolo lateral), a fíbula era fixada com a utilização de uma placa de neutralização. Desta forma, facilitou-se a redução da fratura da tíbia, manteve-se o comprimento do membro e assegurou-se o seu eixo durante a pregagem.

J. J. Guo, N. Tang, H. L. Yang, T. S. Tang[8] **2010** estudaram um ensaio prospetivo e aleatório que comparou a fixação intramedular fechada com a colocação percutânea no tratamento de fracturas metafisárias distais da tíbia. No seu estudo, as fracturas combinadas da fíbula foram normalmente deixadas sem fixação, a não ser que estivessem associadas a instabilidade sindesmótica, que foi testada após a fixação da tíbia. O deslocamento talar provocado por uma força de rotação externa foi considerado como um sinal de instabilidade sindesmótica.

M. Ehlinger, P. Adam, A. Gabrion, L. Jeunet, F. Dujardin, G. Asencio Sofcot[66] **2010estudou** a fixação das fracturas do quarto distal da perna: A opção do prego intramedular isolado. Das 50 fracturas da fíbula, 13 (26%) foram fixadas cirurgicamente, nove com placas e parafusos e quatro com pinos.

.

Yang Li, Lei Liu, Xin Tang, Fuxing Pei, Guanglin Wang, Yue Fang, Hui Zhang, Nicolas Crook[73] **2012** estudou a comparação entre a fixação baixa, multidirecional e com placas no tratamento de fracturas metadiafisárias da tíbia distal. Entre 46 pacientes, 34 pacientes tinham uma fratura da fíbula associada e 30 (65,21%) fracturas foram fixadas com placas e parafusos antes da fixação da fratura da tíbia.

No presente estudo, a fratura da fíbula foi observada em 9 (60%) casos no grupo NII, enquanto que em 14 (93,33%) casos no grupo com placa. A fixação da fíbula foi feita em 04 (26,66%) casos no grupo NII. enquanto que em 11 (66,66%) pacientes no grupo plaqueamento.

6) Tempo médio de funcionamento:

Kasper W. Janssen & Jan Biert & Albert van Kampen[10] **2006** estudou Tratamento de fracturas da tíbia distal: placa versus prego, uma análise retrospetiva de resultados de pares de pacientes. O tratamento cirúrgico de uma fratura da tíbia distal com ORIF demorou um tempo médio total de operação (incluindo anestesia) de 107 min (intervalo 60-195) e o tratamento cirúrgico com pregagem IM demorou um tempo médio de 123 min.

Yang Li, Lei Liu, Xin Tang, Fuxing Pei, Guanglin Wang, Yue Fang, Hui Zhang, Nicolas Crook[73] 2012 estudou a comparação entre a fixação baixa, multidirecional bloqueada e a placa no tratamento de fracturas metadiafisárias da tíbia distal. O tempo médio de operação foi de 76,1 ± 16,6 min no grupo ILN, enquanto que 90,4 ± 20,3 min no grupo plaqueamento.

No presente estudo, a duração média da cirurgia no grupo do bloqueio foi de 57,33 min (40 - 75 min) e a duração média da cirurgia no grupo da placa foi de 70,36 min (45 - 100 min).

7) Semanas até à carga total:

Redfern DJ, Syed SU, Davies SJ[41] 2004 estudaram as fracturas da tíbia distal: osteossíntese com placa minimamente invasiva. O tempo médio para a carga total foi de 12 semanas (intervalo: 8-20 semanas).

Kasper W. Janssen & Jan Biert & Albert van Kampen[10] 2006 estudaram o tratamento de fracturas da tíbia distal: placa versus prego, uma análise retrospetiva de resultados de pares de pacientes. Não se registaram diferenças significativas no tempo até à carga. O tempo médio para suportar o peso total foi de 3,8 meses no grupo da placa e de 3,3 meses no grupo do NFI.

J. J. Guo, N. Tang, H. L. Yang, T. S. Tang[8] Estudo de 2010, prospetivo e aleatório, que comparou a cavilha intramedular fechada com a placa percutânea no tratamento de fracturas metafisárias distais da tíbia. A decisão de suportar o peso total foi tomada numa base individual, dependendo da progressão da consolidação.

Yang Li, Lei Liu, Xin Tang, Fuxing Pei, Guanglin Wang, Yue Fang, Hui Zhang, Nicolas Crook[73] 2012 estudou a comparação entre a fixação baixa, multidirecional e bloqueada e a colocação de placas no tratamento de fracturas metadiafisárias da tíbia distal. O tempo médio até à carga total foi de 9 ± 1,4 semanas no grupo ILN e de 11,1 ± 1,7 semanas no grupo de placa.

No presente estudo, no grupo do bloqueio, o tempo médio para suportar o peso foi de 9,53 semanas (8-12 semanas), enquanto no grupo da placa o tempo médio para suportar o peso total foi de 13,29 semanas (8-16 semanas).

8) Semanas para a união:

.

Fan CY, Chiang CC, Chuang TY, Chiu FY, Chen TH[45] 2005estudaram pregos interligados para fracturas metafisárias deslocadas da tíbia distal. O resultado foi satisfatório e todas as fracturas uniram-se solidamente com um tempo médio de união de 17,2 semanas.

Bahari S., Lenehan B., Khan H., McElwain J. P[50] 2007, no seu estudo sobre a fixação percutânea minimamente invasiva de placas em fracturas da tíbia distal, concluíram que o tempo médio de consolidação foi de 22,4 semanas.

J. J. Guo, N. Tang, H. L. Yang, T. S. Tang[8] 2010 estudaram um ensaio prospetivo e aleatório que comparou a colocação de pregos intramedulares fechados com a colocação de placas percutâneas no tratamento de fracturas metafisárias distais da tíbia, o tempo médio de consolidação foi de 17,7 (16,7 a 18,6) semanas no grupo dos pregos intramedulares fechados e de 17,6 (16,9 a 18,3) semanas no grupo das placas.

M. Ehlinger, P. Adam, A. Gabrion, L. Jeunet, F. Dujardin, G. Asencio Sofcot[66] 2010estudou a fixação de fracturas do quarto distal da perna: a cavilha intramedular é a única opção. A taxa de consolidação óssea foi de 97,6%. O tempo médio de consolidação foi de 15,7 semanas.

Kasper W. Janssen & Jan Biert & Albert van Kampen[10] 2006 estudaram o tratamento de fracturas da tíbia distal: placa versus prego, uma análise retrospetiva de resultados de pares de pacientes. O tempo médio para a união radiográfica foi de 19 semanas (intervalo 14-32 semanas) para o grupo de placas versus 21 semanas (intervalo 13-28 semanas) para o grupo de pregos intramedulares.

Shan-Wei Yang, Huey-Ming Tzeng, Yi-Jiun Chou, Hsiu-Peng Teng, Hsin-Hua Liu ,Chi-Yin Wong[47] 2005estudou o tratamento das fracturas metafisárias distais: placas versus pregos intramedulares encurtados. Todas as fracturas sararam no seguimento final (média de

33 meses). O tempo médio de consolidação foi de 27,8 semanas (variação de 18 a 36 semanas) no grupo da placa e de 22,6 semanas (variação de 18 a 30 semanas) no grupo do NII.

No presente estudo, o tempo médio para a união foi de 20,41 semanas. No grupo Interlocking, o tempo médio para a união foi de 19,43 semanas, em comparação com 21,40 semanas no grupo com placas.

9) Desalinhamento em varo/valgo:

Shan-Wei Yang[a], Huey-Ming Tzeng[b], Yi-Jiun Chou[a], Hsiu-Peng Teng[a]Hsin-Hua Liu,Chi-Yin Wong[47] 2005,treatment of distaltibia metaphyseal fractures: plating versus shortened intramedullary nailing.As angulações médias em valgo no pós-operatório foram maiores no grupo ILN (3,7°) do que no grupo plating (0,5°).

Kasper W. Janssen & Jan Biert & Albert van Kampen[10] 2006 estudaram o tratamento das fracturas da tíbia distal: placa versus prego, uma análise retrospetiva dos resultados de pares de doentes. Nenhum dos pacientes apresentou desalinhamento em varo/valgo >5° após a colocação de placa versus 02 (16,7%) após a colocação de pregos IM.

Seyed Abas Behgoo, Hajir Gharati, Mehdi Ramezan Shirazi[61] 2009 avaliação estudada do resultado do tratamento de fracturas extra-articulares fechadas dos distaltibiais: pregagem IM vs. plaqueamento. A consolidação da tíbia distal ocorreu em 11 (40,74%) dos 27 pacientes tratados com pregagem IM, enquanto apenas 04 (8,16%) dos 49 pacientes do grupo de plaqueamento sofreram de consolidação, sendo a deformidade em valgo a mais frequente (47,6%).

J. J. Guo, N. Tang, H. L. Yang, T. S. Tang[8] 2010 estudou um ensaio prospetivo e aleatório que comparou a colocação de pregos intramedulares fechados com a colocação percutânea no tratamento de fracturas metafisárias distais da tíbia. Nenhum paciente em nenhum dos grupos tinha mais de 10° de alinhamento em varo ou valgo ou ante-recuperação.

Yang Li, Lei Liu, Xin Tang, Fuxing Pei, Guanglin Wang, Yue Fang, Hui Zhang, Nicolas Crook[73] 2012 estudou uma comparação entre pregagens baixas, multidireccionais bloqueadas e placas no tratamento de fracturas metadiafisárias da tíbia distal. Registaram-se 03 (13,04%) casos de desalinhamento (>5°) no grupo do bloqueio, enquanto 01 (4,34%) caso no grupo da placa.

No presente estudo, não houve casos de desalinhamento em varo tanto no grupo com NII como no grupo com placa. No grupo ILN, houve 05 (33,33%) casos de desalinhamento em valgo, enquanto 02 (13,33%) casos de desalinhamento em valgo foram observados no grupo de placas.

10) Dor anterior do joelho:

Kasper W. Janssen & Jan Biert & Albert van Kampen[10] **2006** tratamento estudado de fracturas da tíbia distal: placa versus prego, uma análise retrospetiva de resultados de pares de doentes O primeiro resultado relativo à dor anterior do joelho (dor durante o ajoelhar) foi significativamente mais elevado após a colocação de pregos IM do que após a colocação de placas (média de 43 [intervalo 0-100] versus 7 [intervalo 0-50]; p>0,05). A segunda pontuação relativa à dor anterior do joelho (dor durante o agachamento) também foi mais elevada após a colocação de pregos IM do que após a colocação de placas (média de 29 [variação de 0-95] em comparação com 9 [variação de 0-50]; p=0,14).

Yang Li, Lei Liu, Xin Tang, Fuxing Pei, Guanglin Wang, Yue Fang, Hui Zhang, Nicolas Crook[73] **2012** estudou a comparação entre a fixação baixa, multidirecional bloqueada e a placa no tratamento de fracturas metadiafisárias da tíbia distal. Houve 05 (21,73%) casos de dor anterior no joelho entre os 23 pacientes do grupo de bloqueio.

No presente estudo, não se registaram casos de dor anterior no joelho no grupo das placas, ao passo que no grupo do NII essa dor foi um problema e foi observada em 05 (33,33%) doentes.

11) Infeção:

Bahari S., Lenehan B., Khan H., McElwain J. P[50] **2007** Fixação percutânea minimamente invasiva com placa de fracturas da tíbia distal Foram observadas infecções superficiais em dois casos (5%) e infecções profundas num caso (2%).

T. W. Lau, F. Leung, C. F. Chan, S. P. Chow[52] **2008,**Wound complication of minimally invasive plate osteosynthesis in distal tibia fractures, reported a rate oflate infection of 15% in MIPO fixation of a locking plate indistal tibia fractures

J. J. Guo, N. Tang, H. L. Yang, T. S. Tang[8] Estudo prospetivo e aleatório de **2010** que comparou a colocação de pregos intramedulares fechados com a colocação de placas percutâneas no tratamento de fracturas metafisárias distais da tíbia. Todos os casos foram de atraso na cicatrização da ferida e infeção superficial. Nenhuma ferida foi explorada e todas tinham cicatrizado ao fim de seis semanas.

M. Ehlinger, P. Adam, A. Gabrion, L. Jeunet, F. Dujardin, G. Asencio Sofcot[66] **2010estudaram** a fixação de fracturas do quarto distal da perna: opção de pregagem intramedular isolada. No seu estudo, relataram duas infecções profundas. Estas infecções profundas exigiram duas revisões cirúrgicas com lavagem e mudança do material de osteossíntese. Num caso, foi trocada a haste de bloqueio distal e, no outro, a haste foi removida e colocada fixação externa.

Yang Li, Lei Liu, Xin Tang, Fuxing Pei, Guanglin Wang, Yue Fang, Hui Zhang, Nicolas Crook[73] **2012** estudou a comparação entre a fixação baixa, multidirecional e a placa no tratamento de fracturas metadiafisárias da tíbia distal. Registou-se 01 (4,34%) caso de infeção superficial no grupo dos NIL, ao passo que 03 (13,04%) casos de infeção superficial no grupo da placa.

No presente estudo, não se registaram casos de infeção superficial ou profunda no grupo do NCI, ao passo que a infeção superficial foi observada em 02 (13,33%) casos e a infeção profunda foi observada em 02 (13,33%) casos no grupo das placas.

12) Irritação do implante:

T. W. Lau, F. Leung, C. F. Chan, S. P. Chow[52] 2008, Wound complication of minimally invasive plate osteosynthesis in distal tibia fractures, 52% dos seus pacientes tiveram o implante removido devido a impirgement cutâneo.

J. J. Guo, N. Tang, H. L. Yang, T. S. Tang[8] 2010 estudou um ensaio prospetivo e aleatório que comparou a colocação de pregos intramedulares fechados com a colocação percutânea no tratamento de fracturas metafisárias distais da tíbia. O estudo também mostrou que a dor causada pelo impacto do implante na pele era comum.

No presente estudo, não se registaram casos de irritação do implante no grupo ILN, ao passo que a irritação do implante foi observada em 04 (26,66%) casos no grupo de placas.

13)Rigidez do joelho e do tornozelo:

Kasper W. Janssen & Jan Biert & Albert van Kampen[10] 2006 estudou o tratamento das fracturas distais da tíbia: placa versus prego, Uma análise retrospetiva dos resultados de pares de pacientes Nenhum dos pacientes no grupo de placa e 1 paciente no grupo de pregosIM tiveram um

Três doentes (25%) de cada grupo apresentavam uma diferença de flexão dorsal do tornozelo >10°.

No presente estudo, houve 02 (13,33%) casos de rigidez do joelho e 02 (13,33%) casos de rigidez do tornozelo no grupo NII, enquanto houve 04 (26,66%) casos de rigidez do tornozelo no grupo com placas.

14) Acompanhamento médio:

Kasper W. Janssen & Jan Biert & Albert van Kampen[10] 2006 estudaram o tratamento de fracturas da tíbia distal: placa versus prego, uma análise retrospetiva de resultados de pares de pacientes. O grupo tratado com pregagem IM foi avaliado num período médio de 6,0 anos (intervalo de 2,9-9,4 anos) versus ORIF num período médio de 4,5 anos (intervalo de 1,7-8,5 anos).

Seyed Abas Behgoo, Hajir Gharati, Mehdi Ramezan Shirazi[61] **2009** estudaram a avaliação do resultado do tratamento de fracturas extra-articulares fechadas da distaltibia: A duração média do seguimento após a cirurgia foi de 11,03 meses (variação de 5 a 66 meses).

No presente estudo, o tempo mínimo de acompanhamento foi de 12 meses e o tempo máximo de acompanhamento foi de 22 meses.

15) Resultados:

Os resultados foram obtidos com base nos critérios de **Johner** e **Wruh** para os resultados funcionais, clínicos e subjectivos dos casos.

Verificou-se que, de um total de 30 casos, 14 casos apresentaram excelentes resultados, 05 casos apresentaram bons resultados, 08 casos apresentaram resultados razoáveis e 03 casos apresentaram maus resultados.

No grupo de pregos interbloqueados, 08 (53,33%) casos apresentaram resultados excelentes, 02 (13,33%) casos apresentaram bons resultados, 04 (26,66%) casos apresentaram resultados regulares e 01(6,66%) caso apresentou resultado ruim. No grupo de placas bloqueadas, 06 (40%) casos apresentaram resultados excelentes, 03 (20%) casos apresentaram bons resultados, 04 (26,66%) casos apresentaram resultados regulares e 02 (13,33%) casos apresentaram resultado ruim.

RESUMO

O resumo do presente estudo, um estudo comparativo da placa de bloqueio versus haste intramedular fechada com bloqueio em fracturas extra-articulares da tíbia distal, é o seguinte

1. Os homens foram predominantemente afectados nas fracturas da tíbia distal.

2. A idade dos doentes no grupo do bloqueio variou entre os 22 e os 68 anos (média de 40 anos). A idade no grupo da placa bloqueada variou de 22 a 65 anos (média de 43,33 anos).

3. A perna esquerda foi mais frequentemente afetada em ambos os grupos.

4. O traumatismo de alta energia devido a acidentes de viação foi o modo de lesão mais comum em ambos os grupos.

5. O tipo de fratura mais comum encontrado em ambos os grupos foi o tipo OTA 43A1.

6. A associação de fratura concomitante do perónio com fratura da tíbia distal foi observada em 23 (76,66%) casos.

7. O tempo operatório médio no grupo de encravamento foi de 57,53 min (40-75 min) no grupo de encravamento, ao passo que no grupo de placa o tempo operatório médio foi de 70,36 min (45-100 min).

8. O tempo médio para começar a suportar o peso total após a cirurgia foi de 9,53 semanas (8-12 semanas) no grupo de pregagens interligadas e de 13,29 semanas (8-16 semanas) no grupo de placas.

9. no grupo das placas bloqueadas o tempo médio de união foi de 19,43 semanas e no grupo das placas bloqueadas o tempo médio de união foi de 21,40 semanas.

10. Complicações encontradas na série do grupo interlocking: A dor anterior no joelho (33,33%) e o desalinhamento em valgo (33,33%) foram as complicações mais comuns no grupo das hastes intramedulares bloqueadas. A rigidez do joelho e do tornozelo foi encontrada em 13,33% dos casos. Houve um (6,66%) caso de não união hipertrófica com quebra do implante no local da fratura.

11. complicações encontradas na série do grupo da placa de bloqueio: A rigidez do tornozelo (26,66%) e a irritação devido ao implante proeminente (26,66%) foram as complicações mais comuns observadas no grupo das placas de bloqueio. Foram observados dois (13,33%) casos de infeção profunda e dois (13,33%) casos de infeção superficial.

12. De acordo com os critérios de Johner e Wruh, na série de bloqueios, os resultados foram excelentes em 53,33% dos casos, bons em 13,33% dos casos, regulares em 26,66% dos casos e maus em 6,66% dos casos. No grupo de placas, os resultados foram excelentes em 40% dos casos, bons em 20% dos casos, regulares em 26,66% dos casos e maus em 13,33% dos casos.

CONCLUSÕES

1. A cavilha intramedular fechada e a placa de bloqueio são ambas igualmente seguras e eficazes no tratamento das fracturas metafisárias distais da tíbia OTA tipo-43A.

2. A colocação de placas tem a vantagem de não ter problemas de dor anterior e rigidez no joelho; o alinhamento em termos de varo ou valgo pode ser melhor controlado com a colocação de placas.

3. A cravação de pregos interligados, se corretamente executada, é um método seguro, eficaz e relativamente rápido.

4. A pregagem fechada tem a vantagem de reduzir o tempo de operação, diminuir os problemas da ferida e diminuir os problemas relacionados com o implante, como a irritação do implante.

5. A colocação de pregos interbloqueados permite uma carga precoce e permite uma consolidação precoce da fratura.

6. O regresso precoce às actividades e a redução global da morbilidade após a colocação de pregos intramedulares proporcionam uma boa relação custo-eficácia.

Assim, concluímos que tanto a fixação intramedular fechada como a fixação com placa de bloqueio são igualmente viáveis para o tratamento de fracturas da tíbia distal. No entanto, tendo em conta a carga precoce, a diminuição dos problemas com a ferida, a consolidação precoce da fratura, a diminuição dos problemas relacionados com o implante e a redução global da morbilidade, preferimos a fixação intramedular fechada com placas de bloqueio no tratamento das fracturas da tíbia distal.

EXEMPLOS CLÍNICOS

Caso 1: Fixação com placa de bloqueio

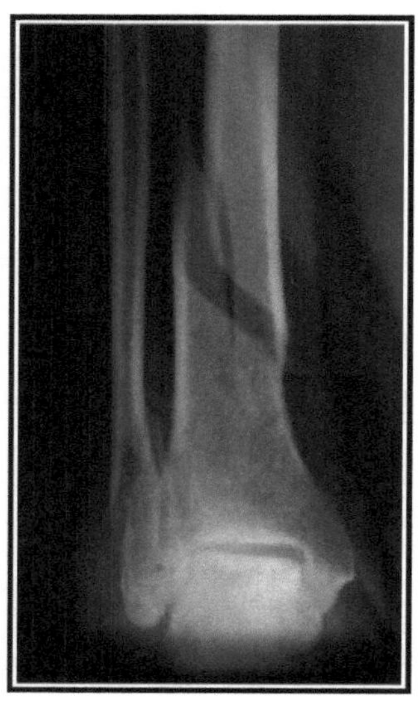

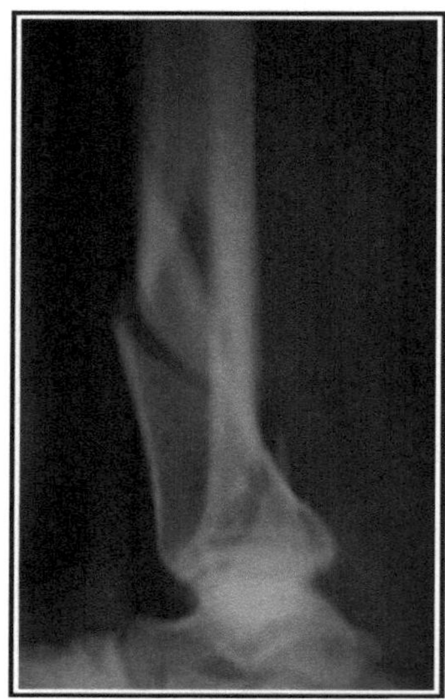

Vista AP pré-operatória Vista lateral pré-operatória

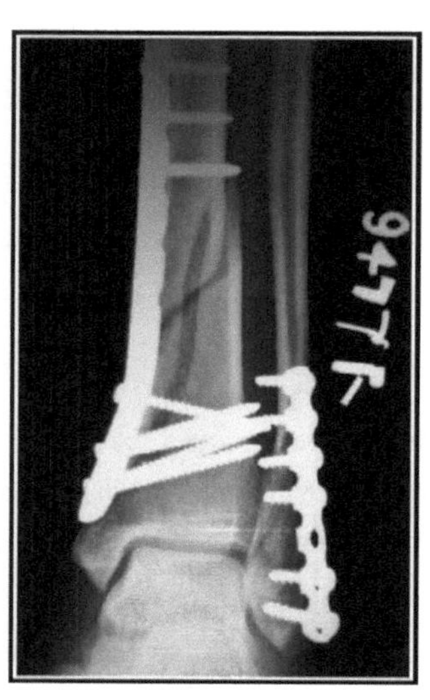

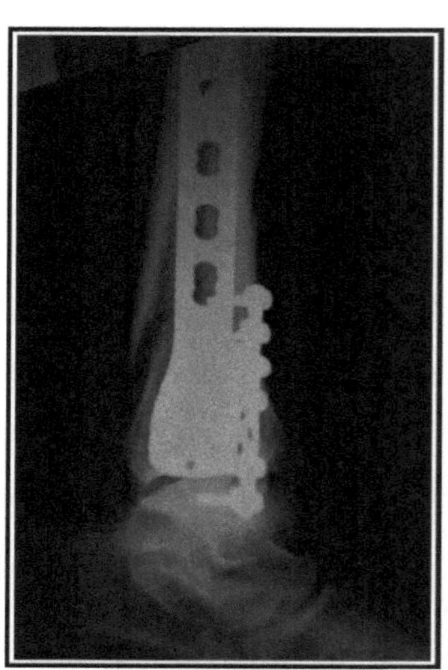

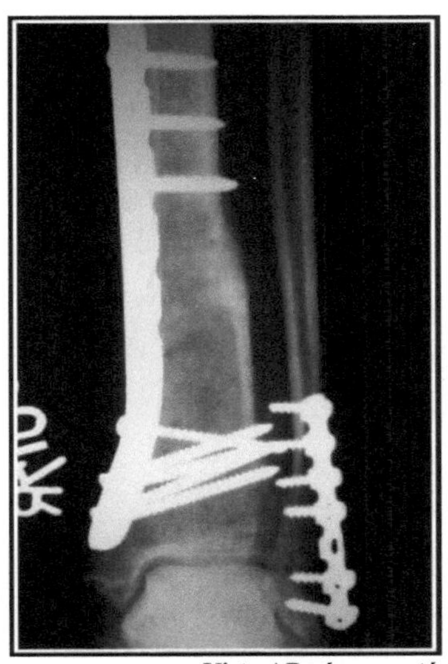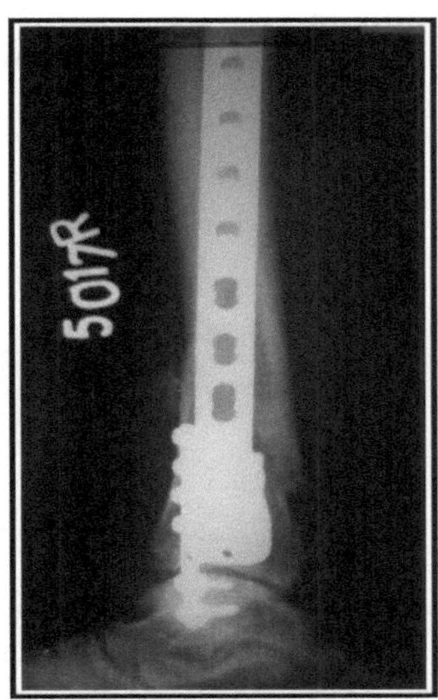

Vista AP pós-operatória imediataVista lateral pós-operatória imediata

União da fratura Vista AP União da fratura Vista lateral

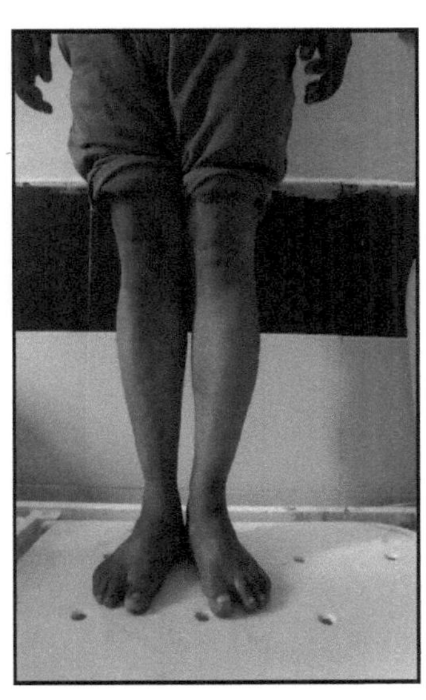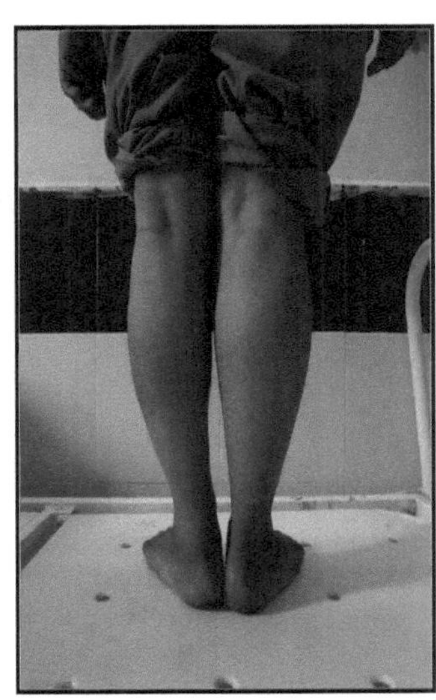

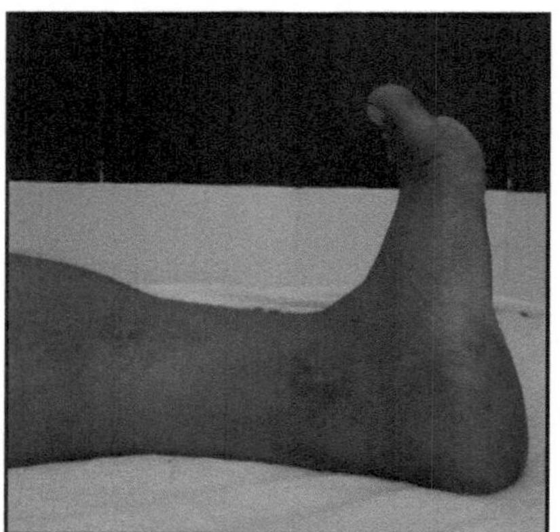 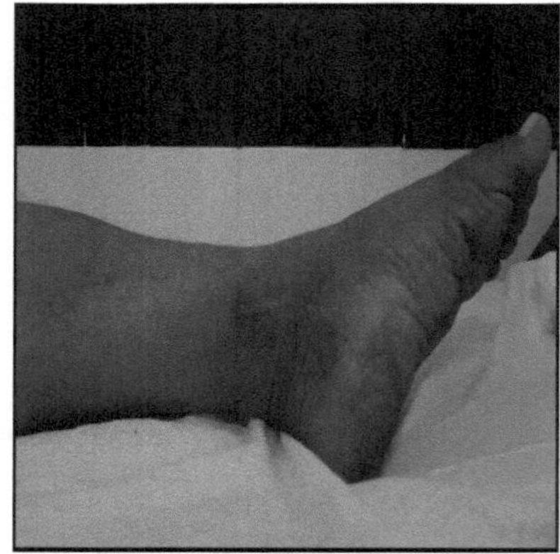

Flexão dorsal Flexão plantar

<u>Caso 2 - Pregadura intramedular</u>

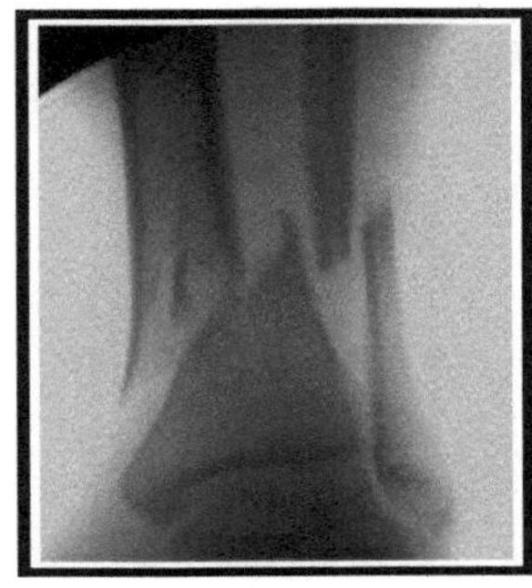 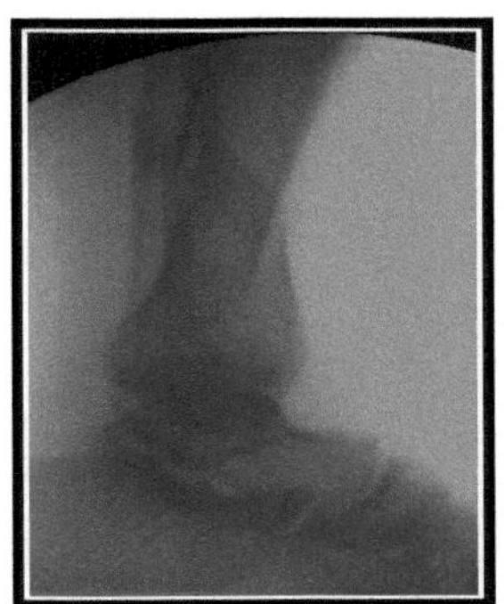

Vista AP pré-operatória Vista lateral pré-operatória

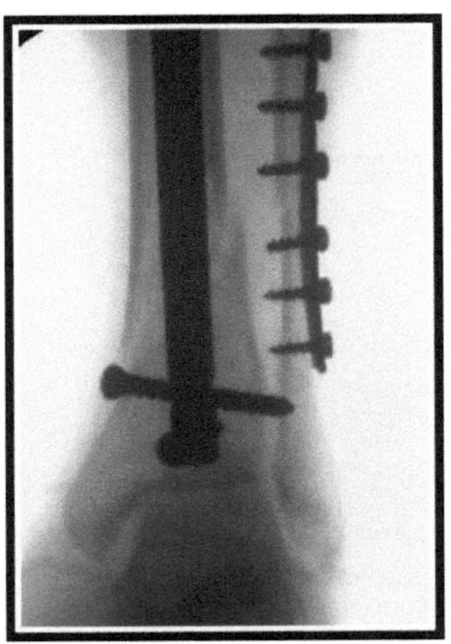 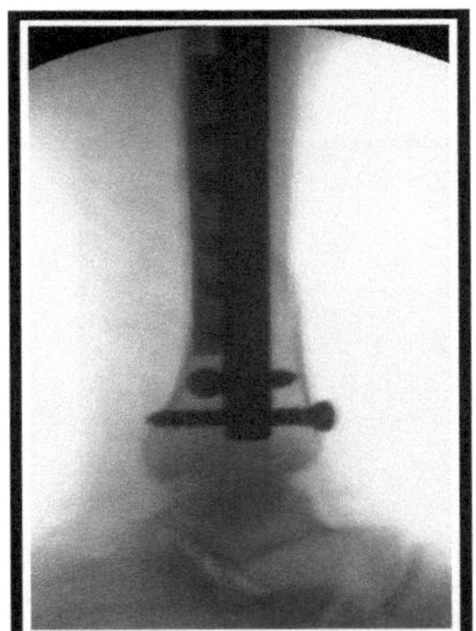

Pós-operatório imediato Vista AP Pós-operatório imediato Vista lateral

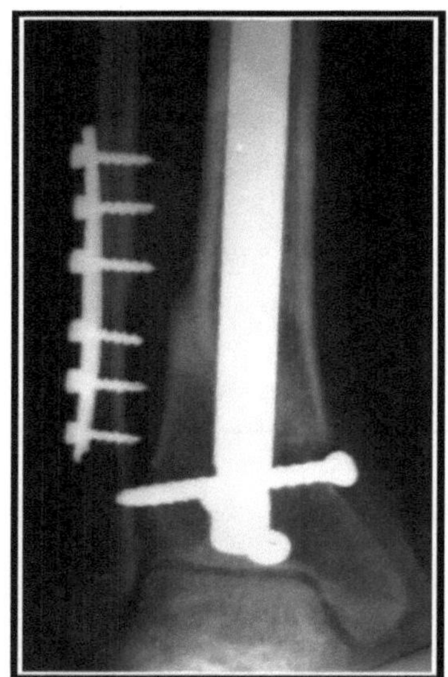 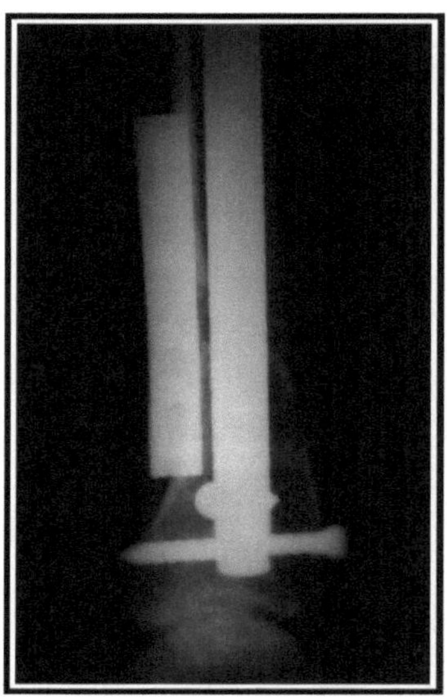

União completa Vista AP União completa Vista lateral

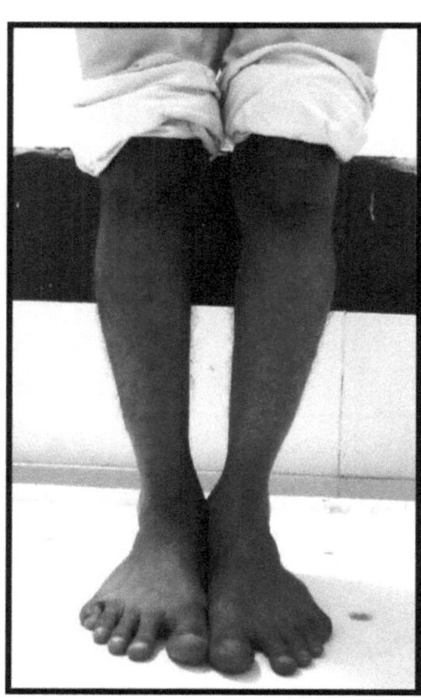 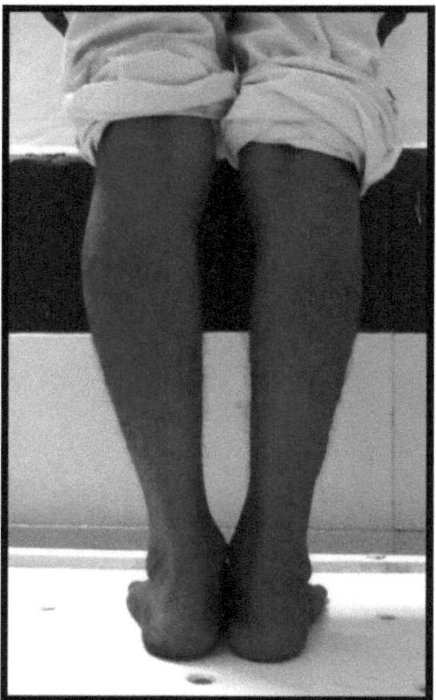

De pé, de frente De pé, por trás

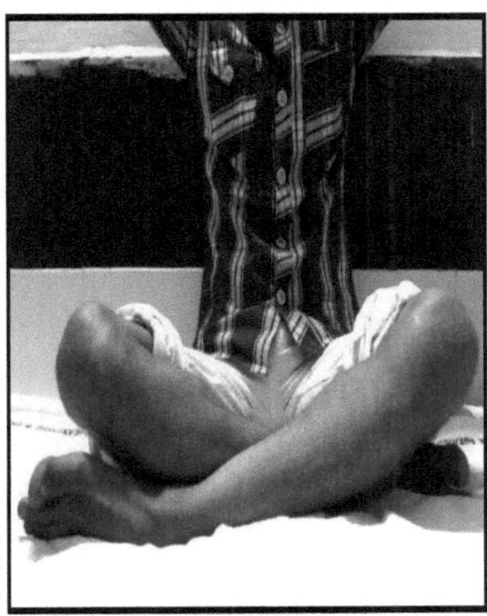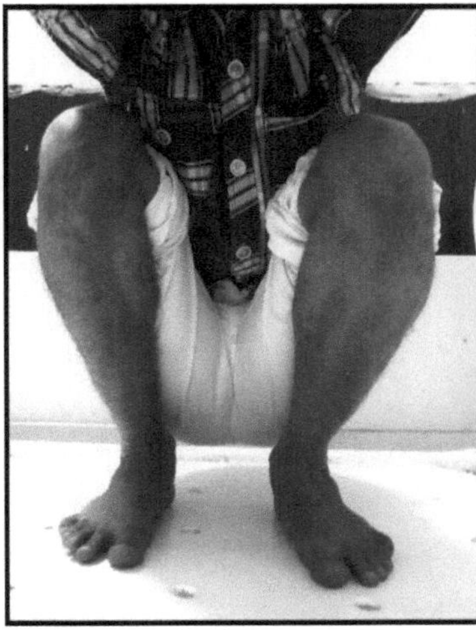

Sentado com as pernas cruzadas Sentado em posição de cócoras

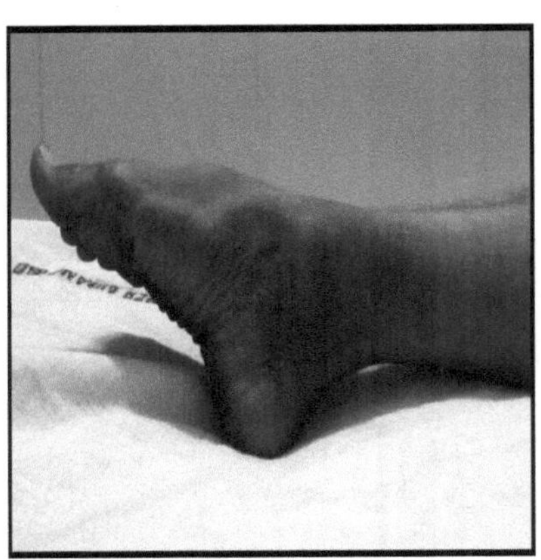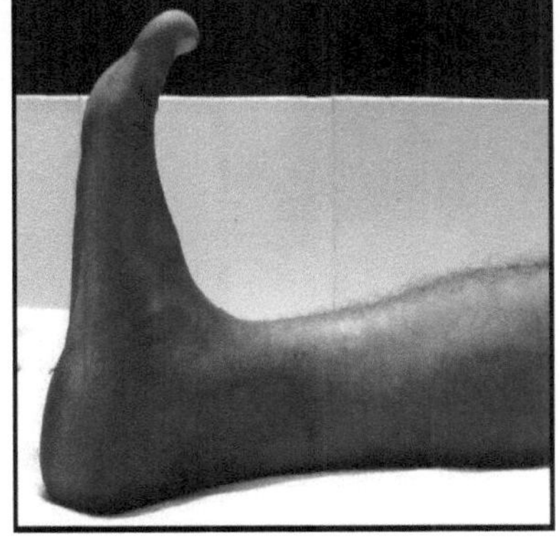

Flexão plantar Flexão dorsal

<u>Complicações</u>

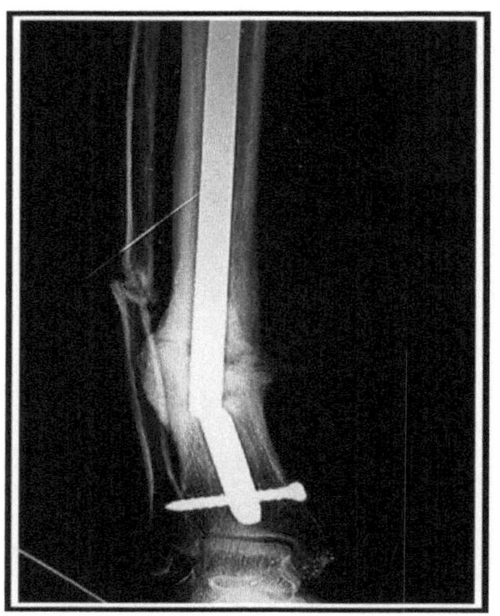 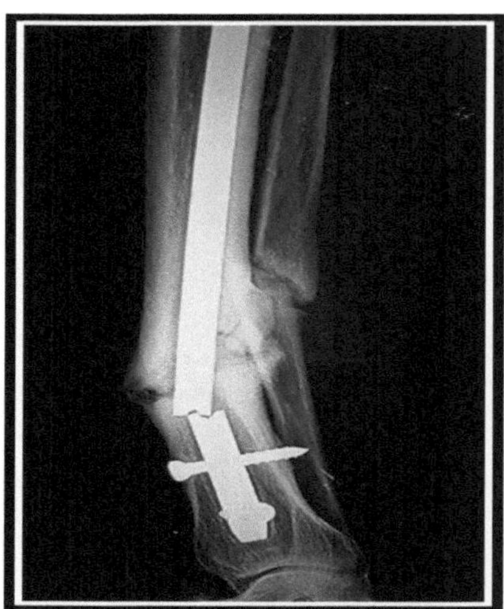

Não-união hipertrófica com falha do implante

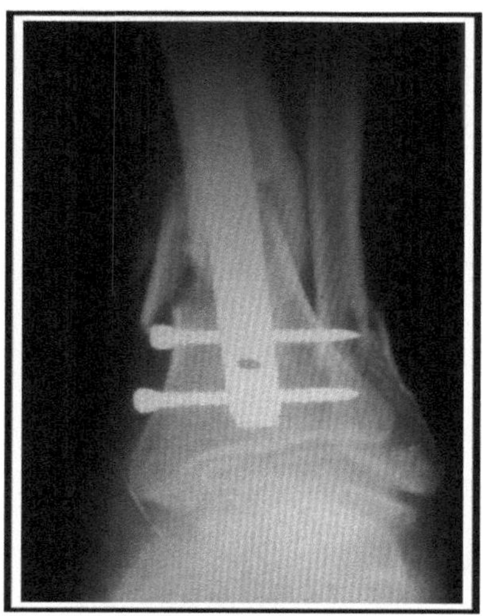

Valgo após colocação de pregos intramedulares

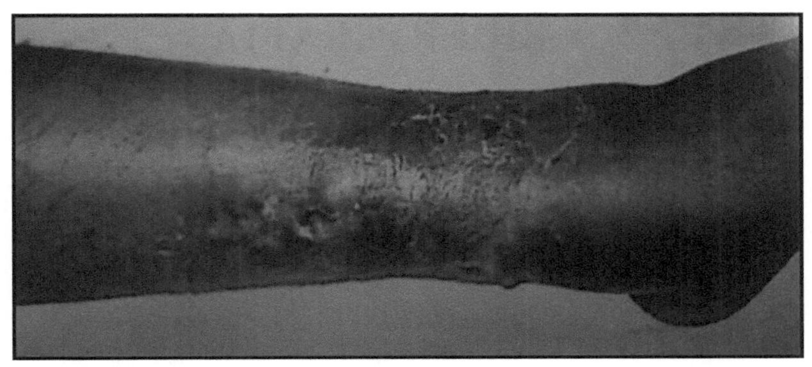

Infeção superficial após a colocação da placa

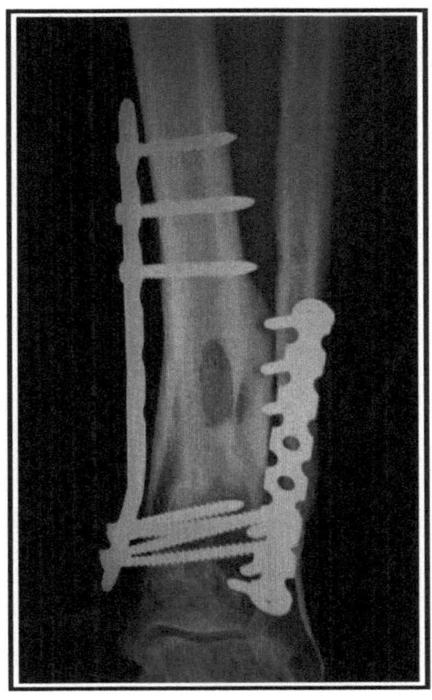

Placa excessivamente afastada do osso causando irritação do implante

BIBLIOGRAFIA

1. Rockwood e Greens fractures in adults, sétima edição, 2010 volume 1.

2. Yang SW, Tzeng HM, Chou YJ, Teng HP, Liu HH, Wong CY. Tratamento das fracturas metafisárias da tíbia distal: Plating versus shortened intramedullary nailing. Injury. 2006 Jun; 37(6):531-5.

3. Boris A Zelle; Mohit Bhandari, Michael Espiritu; Kenneth J Koval; Michael Zlowodzki; "Treatment of distal tibia fracture without articular involvement-a systematic review of 1125 cases", Journal of Ortho trauma: 20(1), January 2006

4. Bedi A, Le TT, Karunakar MA; "Surgical Treatment Of Non-Articular Distal Tibia Fractures".J Am Acad Orthop Surg; julho de 200614(7): 406 -416

5. Bahari S., Lenehan B., Khan H., McElwain J. P. Fixação percutânea minimamente invasiva de placas em fracturas da tíbia distal, Ata Ortho Belg, 2007:(73):635-40

6. Liu C. Z., Wu L. Y., He X. Y., Wang C.Tecnologia de platossíntese percutânea minimamente invasiva para o tratamento de fracturas da tíbia distal, Zhongguo Gu Shang, 2008:(21):213-4

7. T. W. Lau, F. Leung, C. F. Chan, S. P. Chow, Complicação da ferida da osteossíntese com placa minimamente invasiva em fracturas da tíbia distal, outubro de 2008; 32(5): 697-703

8. Hong Gao, MD,Chang-Qing Zhang, MD, PhD, Cong-Feng Luo, MD, PhD, Zu-Bin Zhou, MD, e Bing-Fang Zeng, MD, Fracturas da Tíbia Distal Tratadas com Placa de Bloqueio Poliaxial, Clin Ortho Relat Res. 2009 março; 467(3): 831-837.

9. Ozkaya U., Parmaksizoglu A. S., Gul M., Sokucu S., Kabukcuoglu Y, Tratamento minimamente invasivo das fracturas da tíbia distal com placas bloqueadas e não bloqueadas, Foot Ankle Int, 2009:(30):1161-7

10. Krishan A, Peshin C, Singh D. Intramedullary nailing and plate osteosynthesis for fractures of the distal metaphyseal tibia and fibula.J Orthop Surg (Hong Kong). 2009 Dec; 17(3):317-20.

11. Ibrahami A, Shimi M, Daoudi A; Loudyi P; Elmrini A; Boutayeb F.IM naling in management of distal tibia fractures.Current Orthopractice; 20(3): 300-303 junho 09

12. "Fixação de Fratura da Tíbia Distal com LCP usando MIPO". Jornal Europeu de Trauma e Cirurgia de Emergência; 35(2), abril, 2009

13. Leung FK, Law TW, Aplicação de placa de compressão bloqueada minimamente invasiva no tratamento de fracturas da tíbia distal. 2009 Nov; 23 (11):1323-5

14. Zhang J. P., Zeng M., Tar. J. S., Guan H. Y., Zhao X. J. Fixação menos invasiva para o tratamento da fratura cominutiva da tíbia distal2009:(22):547-8.

15. Fu C. G., Song Z. C., Jia K., Liu G. H, Placa de compressão bloqueada combinada com enxerto ósseo na cav:dade medular para o tratamento das fracturas distais da tíbia em fase tardia, Zhongguo Gu Shang, 2009:(22):809-11

16. Seyed Abas Behgoo, Hajir Gharati, Mehdi Ramezan Shirazi, Avaliação do resultado do tratamento da fratura extra-articular fechada da tíbia distal: IM nailing vs plating, revista médica da República Islâmica do Irão 2009:23; 127-131

17. Stamatios Paraschou, Huseyin Bekir, Helias Anastasopoulos, Athanasios Papapnos, John Alexpoulos, Anestis Karanikolas, Nick Roussis,Evaluation of interlocking intramedullary nails in distal tibial fractures and non-unions, Ata Ortho Traumat Turc 2009;43(6):472-477

18. Hoenig, Michael; Gao, Fan; Kinder, Jeremy; Zhang, Li-Qun; Collinge, Cory; Merk, Bradley R, Extra-Articular Distal Tibia Fractures: Uma avaliação mecânica de 4 métodos de tratamento diferentes, J of Ortho Trauma; 24(1): 30-35 Jan 2010

19. Collinge C., Protzman R, Outcomes of minimally invasive plate osteosynthesis for metaphyseal distal tibia fractures, J Orthop Trauma, 2010:24-9

20. Ronga M., Longo U. G., Maffulli N, A placa bloqueada minimamente invasiva das fracturas da tíbia distal é segura e eficaz, Clin Orthop Relat Res, 2010:(468):975-82

21. M. Ehlinger, P. Adam, A. Gabrion, L. Jeunet, F. Dujardin, G. Asencio Sofcot, Distal quarter leg fractures fixation: The intramedullary nailing alone option, Ortho& Traumatology: Surgery & Research 2010;96(6):674-682

22. Vallier H. A., Cureton B. A., Patterson B. M, Comparação Prospetiva e Randomizada da Fixação com Placa versus Fixação com Prego Intramedular para Fracturas do Eixo da Tíbia Distal, J Orthop Trauma, 2011:(25):736-41

23. Tong D. K, Ji F., Cai X. B, Fixador interno de bloqueio com osteossíntese de placa MI para as fracturas proximais e distais da tíbia Chin J Traumatology, 2011:(14):233-6

24. Horn C., Dobele S., Vester H., Schaffler A., Lucke M., Stockle U.Combinação de parafusos interfragmentários e placas de bloqueio em fracturas meta-diafisárias distais da tíbia: um estudo piloto retrospetivo de um único centro, Injury, 2011:(42):1031.

25. Mauffrey C, McGuinness K, Parsons N, Achten J, Costa ML. A randomised pilot trial of "locking plate" fixation versus intramedullary nailing for extra-articular fractures of the distal tibia, J Bone Joint Surgery Br.; 94(5):704-8. maio de 2012.

26. Ahmad M. A., Sivaraman A., Zia A., Rai A., Patel A. D. placas de bloqueio percutâneas para fracturas da tíbia distal: a nossa experiência e uma revisão da literatura, J Trauma Acute Care Surg, 2012:(72):E81-7

27. Mustafa Seyhan, Koray Unay, Nadir Sener, Pregadura intramedular versus placa bloqueada percutânea de fracturas extra-articulares distais da tíbia: um estudo retrospetivo European Journal of Orthopaedic Surgery & Traumatology maio de 2012

28. Yang Li, Lei Liu, Xin Tang, Fuxing Pei, Guanglin Wang, Yue Fang, Hui Zhang, Nicolas Crook ,A comparação de pregagens baixas, multidireccionais bloqueadas e placas no tratamento de fracturas metadiafisárias da tíbia distal. Ortopedia internacional (SICOT) 36:1457-1462; 2012.

29. Comparação dos resultados funcionais e radiológicos da fixação com pregos e placas em fracturas da diáfise distal da tíbia até 4 cm de distância da linha articular.U. Yavuz, B. Demir,S. Sokucu, T. Yildirim, Çet al. Injury journal vol. 44, sup 2, Feb.2013.

30. Uma meta-análise dos resultados funcionais após a fixação com pregos ou placas de fracturas da tíbia distal. Injury, Vol. 44, Suplemento 2, Fev. 2013, S10-S11D. Stengel, A. Ekkernkamp, M. Wich.

31. Placa de osteossíntese minimamente invasiva ou pregos intramedulares no tratamento de fracturas extra-articulares da tíbia distal?A. Utkan, K.U. Ceritoglu, C.C. Kose, A. Ciliz, M.E. Uludag. Injury, Vol 44, Supp 2, Feb 2013.
77. Comparações de fracturas extra-articulares da tíbia distal: placa bloqueada percutânea versus pregos intramedulares. F. Bilgili, S. Sokucu, A.S. Parmaksizoglu, S.K. Cepni, Y.S. Kabukcuoglu,A. Kilic,. Injury, Vol 44, Supp 2, Feb. 2013, S11-S12.

32. Pregagem intramedular versus plaqueamento para fratura metafisária da tíbia distal extra-articular: Uma revisão sistemática e meta-análiseAbril 2014Volume 45, Issue 4

33. Pregagem intramedular versus plaqueamento para fracturas da tíbia distal sem envolvimento articular: uma meta-análise ,Mao et al. Journal of Orthopaedic Surgery and Research (2015)

34. Pregagem intramedular versus osteossíntese de placa minimamente invasiva para fracturas extra-articulares distais da tíbia: um ensaio clínico prospetivo e aleatório, Journal of Orthopaedic Science, julho de 2015, Volume 20, Número 4, 695-70.

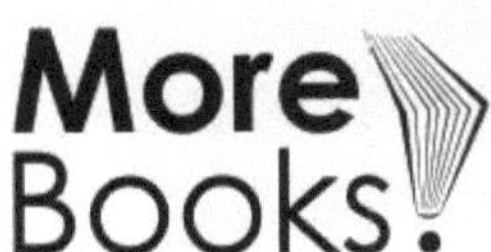

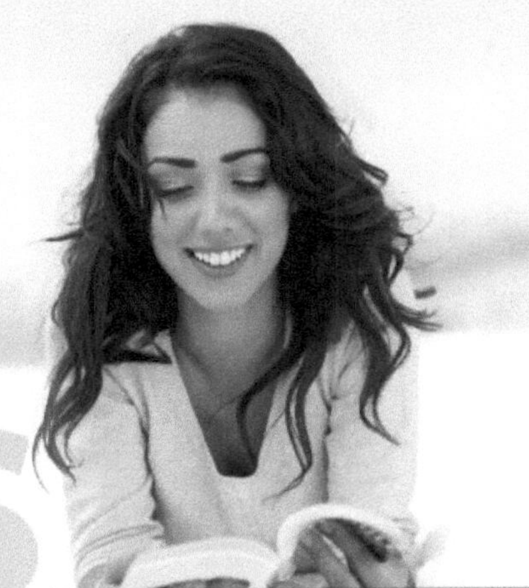

yes
I want morebooks!

Buy your books fast and straightforward online - at one of world's fastest growing online book stores! Environmentally sound due to Print-on-Demand technologies.

Buy your books online at
www.morebooks.shop

Compre os seus livros mais rápido e diretamente na internet, em uma das livrarias on-line com o maior crescimento no mundo! Produção que protege o meio ambiente através das tecnologias de impressão sob demanda.

Compre os seus livros on-line em
www.morebooks.shop

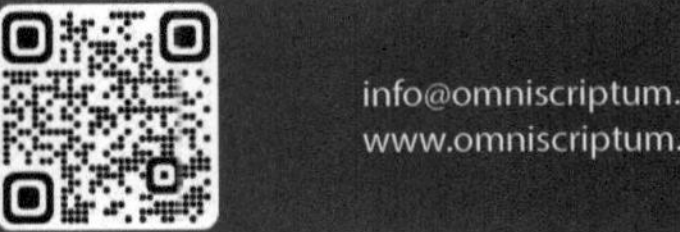

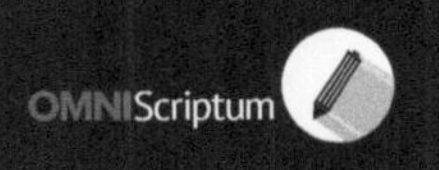